Thrombotische Mikroangiopathien

UNI-MED

UNI-MED Verlag AG
Bremen - London - Boston

Prof. Dr. Martin Bommer
Klinik für Hämatologie, Onkologie, Infektionskrankheiten und Palliativmedizin
Alb-Fils Kliniken Göppingen
Eichertstraße 3
73035 Göppingen
Email: martin.bommer@af-k.de

Bommer, Martin:
Thrombotische Mikroangiopathien/Martin Bommer.-
1. Auflage - Bremen: UNI-MED, 2022
(UNI-MED SCIENCE)
ISBN 978-3-8374-1593-3

Printed in Europe

UNI-MED. Die beste Medizin.

In der Reihe UNI-MED SCIENCE werden aktuelle Forschungsergebnisse zur Diagnostik und Therapie wichtiger Erkrankungen "state of the art" dargestellt. Die Publikationen zeichnen sich durch höchste wissenschaftliche Kompetenz und anspruchsvolle Präsentation aus. Die Autoren sind Meinungsbildner auf ihren Fachgebieten.

Der Verlag dankt der Firma Alexion Pharma Germany GmbH für die Unterstützung der Produktion dieser Auflage. Der Verlag versichert, dass der Industriepartner keinerlei Einflussnahme auf den Inhalt des Buches, insbesondere auch nicht auf Therapieempfehlungen, nehmen konnte.

Vorwort und Danksagung

Eine thrombotische Mikroangiopathie (TMA) ist eine Systemerkrankung mit Beteiligung mehrerer Organsysteme. Zugrunde liegen Mikrozirkulationsstörungen mit nachfolgenden Ischämien. Erkrankt ein Patient an solch einer TMA, so besteht meist Lebensgefahr. Die rasche differentialdiagnostische Aufarbeitung ist hierbei lebensnotwendig. Voraussetzung sind Basiskenntnisse in der Pathophysiologie und Diagnostik. Diese werden in dieser Monographie vermittelt. Sie richtet sich vor allem an Fachdisziplinen, welche die TMA nur selten im klinischen Alltag zu sehen bekommen. Der rasche Fortschritt in der Diagnostik und Therapie der TMA in den vergangenen Jahren wird erläutert und kompakt zusammengefasst. Konkrete Handlungsempfehlungen mit graphischer Darstellung erleichtern zu Zugang zu dieser komplexen Erkrankung.

Aktuelle und künftige wissenschaftliche Arbeiten fokussieren auf den Einsatz neuer Medikamente und plasmafreier Therapiekonzepte. Wegen der Seltenheit der Erkrankung sind klinische Studien und die Betreuung der Patienten an Zentren von elementarer Bedeutung.

In der Hoffnung, mit dieser Monographie die Awareness für die TMA zu erhöhen und die Prognose unserer Patienten zu verbessern, danke ich den zahlreichen Kollegen der Arbeitsgruppe nicht-maligne Hämatologie der DGHO sowie dem UNI-MED Verlag und der Firma Alexion für die stets geduldige Unterstützung bei diesem Projekt.

Göppingen, im Februar 2022 *Martin Bommer*

Inhaltsverzeichnis

Definition und Klassifikation

1. Definition und Klassifikation

Der Begriff 'Thrombotische Mikroangiopathie' (TMA) beschreibt eine ätiologisch sehr heterogene Gruppe von Erkrankungen, die in Verbindung mit einem Endothelschaden zu Thrombosen kleiner und kleinster arterieller und venöser Gefäße führt (☞ Abb. 1.1). Sekundär kommt es zum Verbrauch von Thrombozyten und zur mechanischen Hämolyse.

Definition

> Die klassische Trias
> - Coombs-negative hämolytische Anämie mit Nachweis von Fragmentozyten im Blut
> - Thrombopenie und
> - ischämischer Endorganschaden
>
> definiert eine TMA.

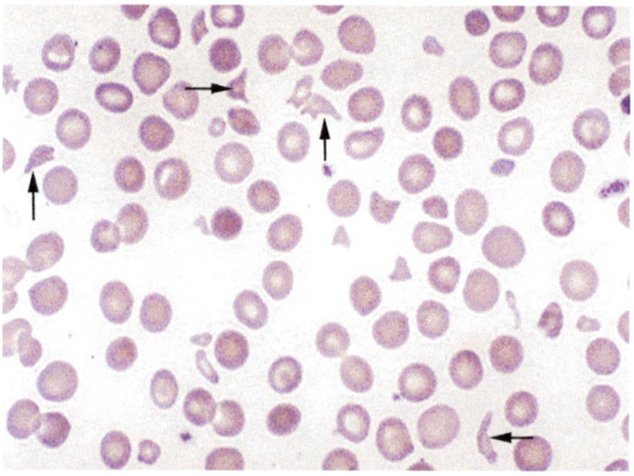

Abb. 1.1: Peripherer Blutausstrich mit multiplen Fragmentozyten (Beispiele ☞ Pfeile).

Abhängig von den beteiligten Gefäßsystemen kommt es zu Nierenversagen, neurologischen Symptomen, kardialen Komplikationen, respiratorischem Versagen, Sehstörungen, Pankreatitis, Darmischämie und selten zu Hautveränderungen [Sadler 2017, Shatzel und Taylor 2017]. Die Letalität ist hoch, unbehandelt sterben 70 bis 90 % der Patienten [Amarosi und Ultmann 1966, Rock et al. 1991]. Das Erkennen einer TMA und deren Einordnung nach pathophysiologischen Gesichtspunkten innerhalb der ersten 48 Stunden sind Voraussetzungen für eine erfolgreiche Behandlung. Einen wesentlichen Beitrag dazu leisteten in den vergangenen 20 Jahren die Untersuchungen zur Pathophysiologie der TMA. Dadurch wurde eine Präzisierung der Begrifflichkeiten erreicht. Unter den Begriff TMA fallen Erkrankungen wie

- die klassische thrombotisch-thrombozytopenische Purpura (TTP), sowohl
  - angeboren (*congenital* TTP – cTTP)

  als auch
  - immunvermittelt erworben (*immune mediated* TTP – iTTP)
- das atypische hämolytisch-urämische Syndrom (aHUS)
- das Shigatoxin-induzierte HUS (STEC-HUS) und
- das *Streptococcus pneumoniae*-assoziierte HUS (SP-HUS) sowie
- sekundäre TMA-Erkrankungen

Am wichtigsten ist die rasche Differenzierung von STEC-HUS, SP-HUS (vor allem bei Kindern vorkommend; ☞ auch Kap. 5.3.) und einer TTP. Eine sichere Unterscheidung kann zu Beginn einer Erkrankung schwierig sein, wegweisend sind die Anamnese (Kind mit Durchfall: STEC-HUS?), sowie die Bestimmung des ADAMTS13-Spiegels und des ADAMTS13-Inhibitor-Titers.

Klassifikation

Eine Übersicht über die thrombotische Mikroangiopathie findet sich in Tabelle 1.1.

Erkrankung	Laborkonstellation und Pathogenese	Klinische Besonderheiten	Therapie
iTTP	ADAMTS13 <5 %, Inhibitor nachweisbar	Fokale Neurologie, Krampfanfälle, Nierenbeteiligung	Plasmatausch, Steroide, Rituximab*
cTTP: Upshaw-Schulman-Syndrom	ADAMTS13-Defizit, autosomal rezessiv	Häufig im Kindes-, selten im Erwachsenenalter, Schwangerschaft als Trigger	Akuter Schub: Plasmaaustausch, Plasmainfusion
HELLP, Präeklampsie	Transaminasen-Erhöhung, ADAMTS13 normal, Komplement-Mutationen?	Krampfanfälle, Hypertonus	Schnittentbindung
Sekundäre TMA bei Autoimmunerkrankungen	SLE, Antiphospholipid-Syndrom (APS), ADAMTS13 gelegentlich vermindert: TTP	Nierenbeteiligung, Polyserositis	Plasmaaustausch, Immunsuppression. Bei ADAMTS13 <10 % wie iTTP
Gerinnungsabhängige TMA	Thrombomodulin-Mutation	Klinisch aHUS	Eculizumab
	DGKE-Mutation	Kinder im ersten Lebensjahr	Plasmatherapie, im Rezidiv Eculizumab
	Plasminogen-Mutationen	Klinisch aHUS	Eculizumab
Medikamente			
Antikörper vermittelt, nicht dosisabhängig	Chinin: Endothelzell-Antikörper	Nierenversagen, Lebertoxizität	Plasmatausch
Dosisabhängige Endothelschädigung	CSA, Mitomycin C, Gemcitabin, Bevacicumab	Nierenversagen, Lebertoxizität	Supportiv, (Plasmatausch)
TA-TMA	Endothelzellschädigung, Komplement-Aktivierung, sC5b-9 erhöht	Nierenversagen, Krampfanfälle, Hypertonie, Herzinsuffizienz	Supportiv, (Eculizumab*)
HIV-TTP	ADAMTS 13 vermindert, ADAMTS 13-Inhibitor positiv	Fokale Neurologie, Krampfanfälle, Nierenbeteiligung	Plasmaaustausch, HAART
HIV-TMA	ADAMTS 13 normal, Spätstadium	Nierenversagen	HAART
aHUS	Komplementvermittelte TMA, Faktor H-Antikörper, Faktor H-Mutation, Mutationen von MCP, CFB, CFI, C3	Chronisch rezidivierende TMA	Eculizumab, bei Faktor H-Antikörper zusätzlich Immunsuppression und Plasmatausch
STEC-HUS	*E. coli*/*Shigella*/*Citrobacter* (Shigatoxin)	Kinder, Nierenversagen, blutige Diarrhoe	Supportive Therapie
SP-HUS	*Streptococcus pneumoniae* (Neuraminidase), Thomsen-Friedenreich-Antigen	Sepsis, Meningitis mit *S. pneumoniae*	Antibiose mit Beta-Laktam-Antibiotika

Tab. 1.1: Klassifikation der thrombotischen Mikroangiopathien. **TTP** = thrombotisch-thrombozytopenische Purpura (☞ Kap. 4.), **iTTP** = erworbene (Inhibitor vermittelte) TTP (☞ Kap. 4.2.), **ADAMTS13** = *A Disintegrin And Metalloprotease with ThromboSpondin repeats* 13 (von-Willebrand-Faktor spaltende Protease, ☞ Kap. 4.1.), **cTTP**= kongenitale thrombotisch-thrombozytopenische Purpura (☞ Kap. 4.3.), **HELLP** = *Hemolysis Elevated Liver enzymes Low Platelets* (Variante der Präeklampsie), **TMA** = thrombotische Mikroangiopathie, **SLE** = systemischer Lupus erythematodes, **DGKE** = Diacylglycerolkinase epsilon, **aHUS** = atypisches hämolytisch-urämisches Syndrom (☞ Kap. 5.2.), **CSA** = Cyclosporin A, **TA-TMA** = Transplantations-assoziierte thrombotische Mikroangiopathie (☞ Kap. 5.3.), **sC5b-9** = löslicher terminaler Komplementkomplex, **HAART** = hochaktive antiretrovirale Therapie. **STEC-HUS** = durch Infektion mit Shigatoxin bildenden enterohämorrhagischen *E. coli* ausgelöstes HUS, **SP-HUS** = durch Infektion mit *S. pneumoniae* ausgelöstes HUS.
* = *off-lable use*

Geschichte

2. Geschichte

Erstmals beschrieben wurde eine tödlich verlaufende Thrombotische Mikroangiopathie (TMA) von Elias Moschcowitz im Jahre 1926 bei einer 16-jährigen Patientin. Die junge Frau erkrankte aus voller Gesundheit heraus mit Schwäche, Blässe und hohem Fieber. Sie berichtete außerdem über Schmerzen in den Handgelenken und Ellenbeugen. Nach Einweisung in das Beth Israel Hospital in New York verschlechterte sich der Zustand der Patientin weiter. Bereits bei Aufnahme in die Klinik wurden petechiale Einblutungen an den Unterarmen beschrieben. Die zu damaligen Zeitpunkt verfügbare Labordiagnostik war recht limitiert, gut dokumentiert sind allerdings eine Anämie mit einem Hämatokrit von 40 % sowie eine Leukozytose. Thrombozytenzahlen wurden nicht bestimmt. Der Kreatininwert bei Aufnahme lag bei 1,1 mg/dl. Ein heute nicht mehr gebräuchlicher Test zeigte eine "Fragilität" der Erythrozyten als Zeichen einer Hämolyse. In den folgenden Tagen entwickelte sich ein komplexes Krankheitsbild mit Lungenödem, Blutungsneigung, Hemiparese und schließlich Koma. Am sechsten Tag des Klinikaufenthaltes verstarb die Patientin und wurde obduziert. Eine sehr detaillierte Beschreibung der feingeweblichen Diagnostik der untersuchten Organe (Niere, Herzmuskel, Leber und Lunge) schildert den Nachweis von hyalinen Thromben in kleinen und kleinsten Gefäßen aller untersuchten Organe. Bei der Obduktion konnten multiple intravaskuläre Thromben insbesondere im Herzen, aber auch in den Nieren nachgewiesen werden [Barondess 1952, Moschcowitz 1952]. Dieser Fallbericht wurde erstmals 1926 publiziert [Moschcowitz 1925] und gilt als Erstbeschreibung einer thrombotisch-thrombozytopenischen Purpura (TTP, ☞ Abb. 2.1). Im Jahre 1947 wurde der Begriff TTP erstmals verwendet und der Zusammenhang zwischen Thrombopenie und Thrombosen der Mikrozirkulation hergestellt [Singer et al. 1947]. Im Jahre 1975 wurde erstmals eine hereditäre Ursache einer TTP bei vier Geschwistern vermutet. Drei der Geschwister sind im Kindesalter oder als Adoleszente verstorben [Wallace et al. 1975]. Im Laufe der Jahre wurden

- der Wert einer Plasmatherapie (1977)
- die Bedeutung der vWF-Multimere (1982) sowie der Plasmaaustausch-Behandlung [Rock et al. 1990] sowie
- die Relevanz der vWF spaltenden Protease ADAMTS13 (1996, 1997) und deren Inhibitor (1997)

beschrieben.

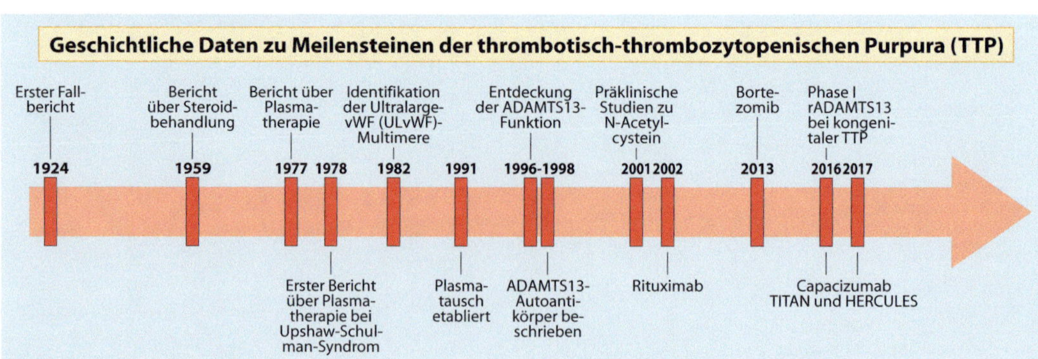

Abb. 2.1: Geschichtliche Daten zu Meilensteinen der thrombotisch-thrombozytopenischen Purpura (TTP). Modif. nach ASH Educational 2018: TTP State of the Art.

Diagnostik

3. Diagnostik

Die Basisdiagnostik umfasst neben einem maschinellen Blutbild einen Blutausstrich zur morphologischen Beurteilung. Darüber hinaus sind Hämolyse-Parameter (LDH, Retikulozyten, Haptoglobin, Coombs-Test) notwendig. Zur Einschätzung der Organdysfunktion ist die Bestimmung von Kreatinin, Troponin, NT-proBNP und Leberwerten sinnvoll. Wichtig ist die differentialdiagnostische Abgrenzung zu anderen, einer TMA ähnlichen Krankheitsbildern sowie zwischen den verschiedenen Formen einer TMA.

> Insbesondere ist die frühe Abgrenzung einer TTP von anderen Formen der TMA von essenzieller Bedeutung. Schlüsseluntersuchung ist die Bestimmung der ADAMTS13 (*A Disintegrin And Metalloprotease with ThromboSpondin repeats* 13, eine von-Willebrand-Faktor spaltende Protease) im Blut.

Die Blutabnahme hierfür muss zwingend vor jeglicher Substitution von Blutprodukten (Erythrozytenkonzentraten, Thrombozytenkonzentraten, *Fresh Frozen Plasma*) erfolgen, da in einem solchen Fall die Bestimmung der ADAMTS13 verfälscht wird und unter Umständen falsch zu hoch gemessen und damit die Diagnose einer TTP nicht zuverlässig erfolgt.

> Leitbefund einer TMA ist eine mikroangiopathisch-hämolytische Anämie (MAHA) mit Haptoglobin-Verminderung, Retikulozytose und einer meist stark erhöhten Lactatdehydrogenase (LDH).

Fragmentozyten

Der Nachweis von Fragmentozyten im Blutausstrich (☞ Abb. 1.1) ist die wichtigste und eine einfach durchführbare Laboruntersuchung bei Diagnosestellung und sollte bei V.a. auf eine TMA immer zeitnah – auch nachts – erfolgen. Die morphologische Beurteilung erfordert Erfahrung und Geduld, da die Zahl der Fragmentozyten sehr variiert. Im Zweifel sollte einer neuer Ausstrich am Folgetag nochmals untersucht werden. Der Nachweis eines leuko-erythroblastischen Blutbildes mit Auftreten von roten und weißen Vorstufen kann ein Hinweis auf eine Knochenmarkkarzinose sein. Eine Knochenmarkpunktion kann in solchen Fällen indiziert sein.

Coombs-Test

> Der direkte Coombs-Test ist typischerweise negativ.

Ein positiver Coombs-Test schließt die Diagnose einer TMA nicht aus. Die Kombination aus Coombs-positiver Autoimmunhämolyse und Immunthrombopenie (Evans-Syndrom) ist sehr selten, Fragmentozyten sind in diesem Falle nicht vorhanden. Ein vollständiger Gerinnungsstatus (INR, PTT, Fibrinogen, ATIII, D-Dimere) erlaubt die Abgrenzung zur disseminierten Intravasalen Gerinnung (DIC) und zur Hyperfibrinolyse z.B. bei disseminierten Tumorerkrankungen. Eine bereits bei Diagnosestellung stark eingeschränkte Nierenfunktion ist charakteristisch für ein hämolytisch-urämisches Syndrom (HUS), eine ausgeprägte Niereninsuffizienz ist für eine TTP nicht typisch. Bei Verdacht auf ein HUS ist die mikrobiologische Diagnostik zum Nachweis einer Toxin-vermittelten Erkrankung (STEC-HUS, P-HUS) notwendig.

Plasmic-Score

Steht eine Bestimmung der ADMST13 nicht zeitnah zur Verfügung, so kann als Surrogat der sogenannte Plasmic-Score bestimmt werden. Das Scoring-System wurde 2017 zur Berechnung der Wahrscheinlichkeit einer TTP bei TMA-Patienten publiziert. Der Plasmic-Score erleichtert die Einordnung einer TMA als TTP, falls die ADAMTS13-Bestimmung nicht kurzfristig (<6 Stunden) zur Verfügung steht. Mittlerweile wurden die Parameter vielfach validiert. In diesen Score gehen folgende Parameter ein: Thrombozytenzahl, Retikulozyten/Haptoglobin/indirektes Bilirubin, Kreatinin, INR, MCV, Anamnese (Tumorerkrankung, Transplantation). Die Tabelle 3.1 spezifiziert die relevanten Parameter. Ab einem Wert von 5 ist die Diagnose einer TTP mit ADAMTS13-Defizienz wahrscheinlich.

3.1. Differentialdiagnose

Eine Vielzahl von Erkrankungen können ähnliche Befunde wie eine TMA erzeugen. Selbst der Nach-

Parameter	Grenzwert	Punktzahl
Thrombozyten	<30 G/l	1
Kreatinin	<2 mg/dl	1
Hämolyse-Parameter		1*
Retikulozytenzahl *oder*	>2,5 %	
Indirektes Bilirubin *oder*	>2 mg/dl	
Haptoglobin	nicht nachweisbar	
Keine Transplantation	1	
Kein Malignom	1	
INR	<1,5	1
MCV	<90 fl	1
Wahrscheinlichkeit einer TTP: • Niedrig: 0-4 • Intermediär: 5 • Hoch: 6-7		

Tab. 3.1: Parameter zur Berechnung des Plasmic-Scores. Modif. nach Bendapundi et al., Lancet Hematology 2017 (Bendapudi, Hurwitz et al. 2017). **INR** = *International Normalized Ratio*, **MCV** = mittleres korpuskuläres Volumen eines Erythrozyten. * Punktwert 1 wird einmalig vergeben, wenn einer der drei Parameter zutrifft.

	Labor	Parameter	Verdachtsdiagnose
Obligat	Hämatologie	Komplettes Differential-Blutbild (Ausstrich, Fragmentozyten-Anteil erhöht)	Mikroangiopathische Anämie
	Klinische Chemie	Kreatinin, Eiweiß-Ausscheidung im Urin	HUS
		LDH, Haptoglobin	Hämolyse
	Gerinnung	Quick ↓, PTT ↑, Fibrinogen ↓, (D-Dimere ↑)	Hyperfibrinolyse, DIC
	Mikrobiologie	Shigatoxin im Stuhl oder Blut	EHEC-HUS
		Blutkulturen	*Streptococcus pneumoniae*-HUS
		HIV-Test	HIV-assoziierte TMA
	Immunologie	Coombs-Test positiv	Auto-Immunhämolyse, Evans-Syndrom
		ADAMTS13-Antigen ↓, ADAMTS13-Aktivität ↓, ADAMTS13-Inhibitor positiv	aTTP
		ADAMTS13-Antigen ↓, ADAMTS13-Aktivität ↓, ADAMTS13-Inhibitor negativ	cTTP
Spezielle Indikationen	Immunologie	sC5b-9 ↑, C3 ↓, C4 ↓ (nur in ca. 20-30% der Patienten vermindert), Anti-H AK positiv	Atypisches HUS
	Knochenmark-punktion	KM-Zytologie, KM-Histologie	Knochenmark-Karzinose
	Nierenbiopsie	Immunhistochemie	Komplementabhängige Nephropathie, aHUS
	Hautbiopsie	Immunhistochemie	Thrombotische Mikroangiopathie
	Molekulargenetik	ADAMTS13-Mutation	Hereditäre TTP (Upshaw-Schulman-Syndrom)
		Faktor H-Mutation, Faktor I-Mutation, MCP-Mutation, C3-Mutation, DGKE-Mutation	Atypisches HUS

Tab. 3.2: Labordiagnostik zur Differentialdiagnose einer TMA.

Erkrankung	Pathophysiologie	Abgrenzung zur TMA	Therapie
Vitamin-B12-Mangel, Pseudo-TTP [Walter et al. 2015]	B12-Mangel mit Auftreten von Fragmentozyten und neurologischen Symptomen, hohe Homocystein-Spiegel mit Endotheldefekt	Retikulozyten vermindert, LDH extrem hoch (> 5.000 U/l), Methylmalonat erhöht	B12-Substitution
Akute Schwangerschafts-induzierte Fettleber (AFLP) ☞ auch Tab. 3.4	Hereditäre Defekte des Fettstoffwechsels mit Leberversagen	Übelkeit, Bauchschmerzen, Hypoglykämie, Transaminasenerhöhung, Bilirubinerhöhung, ATIII vermindert, Gerinnungsfaktoren vermindert	Entbindung, Supportivtherapie
Hyperfibrinolyse mit DIC	Fibrinverbrauch z.B. bei akuter Promyelozytenleukämie (APL), Prostatakarzinom, Magenkarzinom	Fibrinogen vermindert, Blasten mit Auerstäbchen im peripheren Blut (APL), leukoerythroblastisches Blutbild	Spezifische Therapie
Herzklappen-induzierte Hämolyse	Mechanische Fragmentation von Erythroyzten mit Verbrauch von Blutplättchen	Anamnese! Klappenprothese, Klappenvitium, TEE	Korrektur des Vitiums
Endokarditis	Bakteriämie mit Sepsis bei Klappenvegetationen	Blutkulturen, TEE	Zielgerichtete Antibiose
Evans-Syndrom	Immunthrombopenie mit Coombs-positiver Autoimmunhämolyse	Coombs-Test, keine Fragmentozyten	Immunsuppression
Sepsis mit DIC	Verbrauchskoagulopathie	Blutkulturen, Procalcitonin	Sepsistherapie, Antibiose
Katastrophales Antiphospholipid-Syndrom	Arterielle und venösen Thromben, sekundäre Endothelschädigung	aPTT verlängert, Cardiolipin-Antikörper, aβ2GPI-AK	Heparin, evtl. Plasmapherese, (Eculizumab)
Histiolymphozytäre Hämophagozytose (HLH)		Ferritin ↑↑↑, Triglyceride ↑↑, Hämophagozytose im Knochenmark	Immunglobuline, Steroide, Etoposid, CSA
Malaria, Babesiose	Intrazelluläre Parasiten mit Hämolyse und Thrombopenie	Morphologie des peripheren Blutes	Antiparasitäre Therapie
Hämorrhagisches Fieber, Virale Infektionen	Dengue-Virus, Filoviridae, Puumula-Virus (Hanta-Virus)	Keine Hämolyse, Expositionsanamnese	Supportivtherapie

Tab. 3.3: Differentialdiagnosen zur TMA. **TEE** = transösophageale Echokardiographie, **CSA** = Cyclosporin A.

weis von Fragmentozyten ist nicht spezifisch für eine TMA. Daher ist die sorgfältige Abgrenzung zu den in den Tabellen 3.2 und 3.3. genannten Krankheitsbildern wichtig.

Vitamin B12-Mangel

Ein schwerer Vitamin B12-Mangel kann zu einer Laborkonstellation mit stark erhöhter LDH, Anämie und Thrombopenie führen. Charakteristisch ist die teilweise extrem hohe LDH sowie häufig eine Leukopenie – beides Befunde, die bei einer klassischen TMA nicht vorliegen. Außerdem sind die Retikulozyten typischerweise normal oder niedrig und nicht erhöht.

Schwangerschaftsfettleber (AFLP)

Bei gebärfähigen Frauen ist ein Schwangerschaftstest bei Verdacht auf TMA zwingend notwendig.

Im Unterschied zu einer klassischen TMA sind bei einer AFLP die Leberwerte stark erhöht und die Gerinnungsparameter pathologisch. Charakteristisch ist auch eine Hypoglykämie. Zur Diagnose-

AFLP (*Acute fatty liver of pregenancy*) – Swansea-Kriterien	
Klinische Symptome	• Abdominelle Schmerzen • Enzephalopathie • Erbrechen • Polyurie/Polydipsie
Sonographischer Befund	• Aszites und/oder Steatosis hepatis
Laborparameter	• Bilirubin >14 µmmol/l • AST/ALT >42 U/l • Harnstoff >340 µmmol/l • Ammoniak >47 µmmol/l • Kreatinin >150 µmmol/l • Leukozyten >11 G/l • Blutglukose <72 mg/dl • TPZ >14 s oder aPTT >34 s
Leberbiopsie	• Histologischer Nachweis mikrovesikulärer Verfettung
Zur Diagnose einer AFLP sind mindestens 6 Kriterien erforderlich	

Tab. 3.4: Swansea-Kriterien zur Diagnose einer AFLP nach Rath, Tsikouras et al. 2020. **AST** = Aspartat-Aminotransferase, **ALT** = Alanin-Aminotransferase, **TPZ** = Thromboplastinzeit, **aPTT** = aktivierte partielle Thromboplastinzeit.

stellung können die sogenannten Swansea-Kriterien herangezogen werden, wie sie in Tab. 3.4 aufgeführt sind.

Hyperfibrinolyse mit disseminierter intervasaler Gerinnung (DIC)

Charakteristisch für eine DIC ist der Verbrauch von Gerinnungsfaktoren im Rahmen einer Grunderkrankung. Typisch ist der Verbrauch von Fibrinogen mit verlängerter PTT. Differentialdiagnostisch infrage kommen insbesondere eine Sepsis, metastasierte Malignome oder eine Promyelozytenleukämie (APL).

Thrombotisch-thrombozytopenische Purpura (TTP)

4. Thrombotisch-thrombozytopenische Purpura (TTP)

4.1. Bedeutung der von-Willebrand-Faktor spaltenden Protease ADAMTS13

Wegen der Bedeutung der von-Willebrand-Faktor (vWF) spaltenden Protease ADAMTS13 (*A Disintegrin And Metalloprotease with ThromboSpondin repeats* 13) und des Nachweises eines Antikörpers gegen ADAMTS13 wird die TTP heute auch als ADAMTS13-abhängige TMA oder erworbene/immunvermittelte iTTP bezeichnet [Sadler 2017]. Pathophysiologisch liegt ein Ungleichgewicht des von-Willebrand-Faktor, einem Trägerprotein des Blutgerinnungsfaktors VIII (benannt nach Erik Adolf von Willebrand) mit Mangel seiner Protease ADAMTS13 vor, welches zu einer unkontrollierten Thrombenbildung führt (☞ Abb. 4.1). ADAMTS13 wird auf Chromosom 9q34 kodiert und ist ein Multidomänenprotein, bestehend aus 1.427 Aminosäuren. Synthetisiert wird ADAMTS13 in Endothelzellen und Leberzellen. ADAMTS13 wird als aktives Enzym freigesetzt und zirkuliert in einer geschlossenen Konformation. Das einzige bekannte Substrat von ADAMTS13 ist der von-Willebrand-Faktor, der ausschließlich von Endothelzellen und Megakaryozyten synthetisiert wird. Endothelzellen speichern nach der Synthese von-Willebrand-Faktor als ultragroße Multimere in sogenannten Weibel-Palade-Körperchen. Bei der Stimulation der Endothelzellen durch Scherstress, Katecholamine, Zytokine oder Histamin werden Ultralarge-vWF (ULvWF)-Multimere sezerniert. Diese bleiben entweder an der Endotheloberfläche gebunden oder werden in den Blutkreislauf freigesetzt. Unter Scherstress des fließenden Blutes entfalten sich auf freigesetzten ULvWF-Multimeren normalerweise verborgene Thrombozyten-Bindungsstellen an den vWF-A1-Domänen. Außerdem werden die Spaltstellen an der vWF-A2-Domäne freigelegt. Die Bindung von ADAMTS13 an vWF führt zu einer konformativen Aktivierung von ADAMTS13 und anschließend zur Proteolyse der ULvWF-Multimere in kleinere Moleküle mit geringerer Bindungskapazität für Blutplättchen. In Abwesenheit von ADAMTS13 bleiben die ULvWF-Multimere bestehen, und eine spontane Thrombozytenadhäsion und Aggregation wird induziert. Die Beobachtung, dass Patienten mit erblicher TTP und

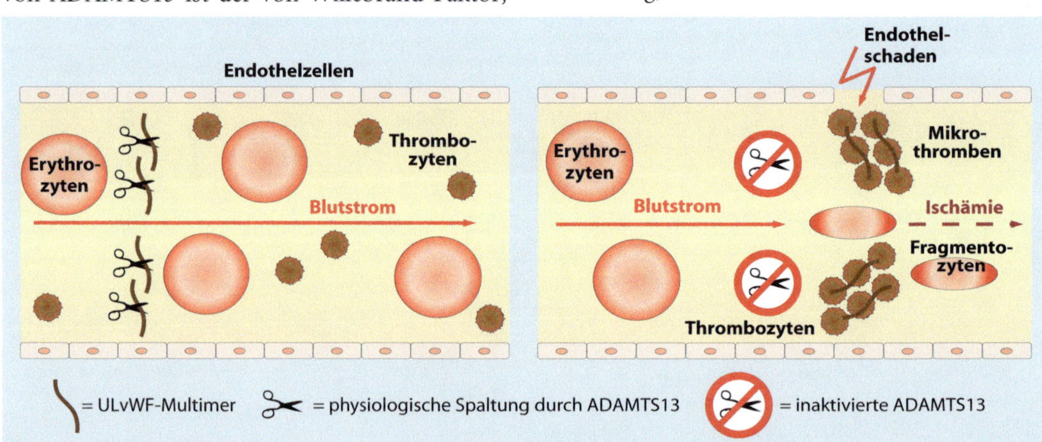

Abb. 4.1: Pathophysiologie der TTP. Der von-Willbrand-Faktor (vWF) wird aus Endothelien als Ultralarge-vWF-Multimer sezerniert und bindet mittels P-Selectin an die Gefäßendothelien. Über GPIIb/GPIIIa aggregieren Thrombozyten, die Bildung von an Blutplättchen reichen Thromben wird initiiert. Die ULvWF-Multimere werden physiologisch durch ADAMTS13 gespalten und die Entstehung der Thromben reduziert (**a**: normaler Blutfluss in der gesunden Kapillare). Die Abwesenheit oder fehlende Aktivität von ADAMTS13 – bei der klassischen immunvermittelten aTTP (>90 % aller TTP-Patienten) wird ADAMTS13 durch Antikörper inaktiviert – führt zu einer unkontrollierten Thrombenbildung mit Ischämien in abhängigen Endorganen (**b**: Zirkulationsstörung mit Bildung von Mikrothromben und Fragmentozyten nach Endothelschaden bei thrombotischer Mikroangiopathie).

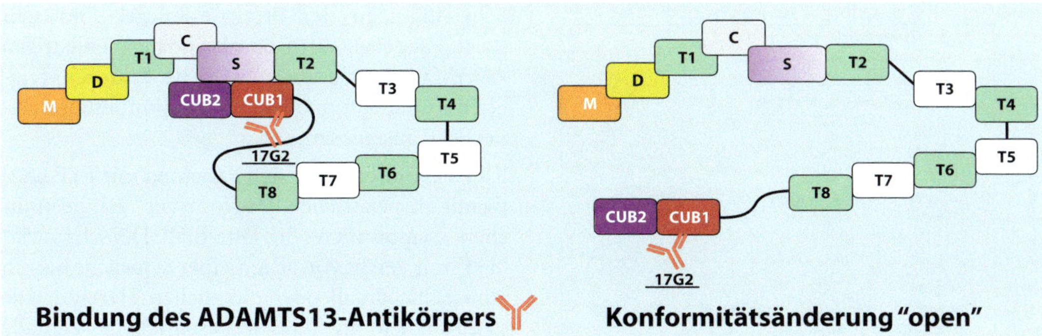

Abb. 4.2: Pathophysiologisches Prinzip der klassischen immunvermittelte TTP mit Antikörperbindung. Details ☞ Text.

nicht nachweisbarer ADAMTS13-Aktivität viele Jahre asymptomatisch sein können, legt nahe, dass erhöhte Konzentrationen des vWF, wie sie bei Infektionen, Entzündungen oder Schwangerschaften auftreten können, thrombotische Episoden auszulösen vermögen [Kremer Hovinga und George 2019]. Die Thromben bestehen zu einem großen Teil aus Blutplättchen und vWF sowie aus wenig Fibrin. Im Gegensatz dazu sind die Thromben beim STEC-HUS und aHUS reich an Fibrin und enthalten wenig Thrombozyten [Sadler 2017]. Die Thromben entstehen in allen Organen, vor allem im Gehirn, im Herz und in den Nieren. Weniger stark betroffen sind die Leber und die Lungen. Die mechanische Belastung von Erythrozyten in teilweise okkludierten Blutgefäßen sowie die Bildung von vWF-Fibrillen ist mutmaßlich für die Bildung von Schistozyten *in vivo* verantwortlich [Zheng et al. 2015].

4.2. Immunvermittelte erworbene thrombotisch-thrombozytopenische Purpura (iTTP)

Die klassische immunvermittelte TTP (iTTP) macht >90 % aller TTP-Patienten aus. Antikörper gegen ADAMTS13 können bei 90 % aller iTTP-Patienten nachgewiesen werden, meist vom Typ IgG. In 20 % der Patienten werden IgA- oder IgM-Antikörper gefunden. Bei der Mehrzahl der iTTP-Patienten sind die Antikörper inhibitorisch. Zehn bis 15 % haben jedoch nur nicht-inhibitorische Antikörper, wie sie auch bei gesunden Personen gefunden werden. Sowohl inhibitorische als auch nicht-inhibitorische Antikörper führen zu einer kürzeren Plasmahalbwertszeit der ADAMTS13. Die Bindung der Antikörper erfolgt meist in der Spacer-Region, jedoch werden teilweise auch andere Epitope erkannt [Kremer Hovinga et al. 2018]. Eine wichtige Beobachtung zur Konformation der ADAMTS13 nach Bindung des Antikörpers wurde erst kürzlich beschrieben. Während bei Gesunden oder bei Patienten mit HUS oder Sepsis zirkulierendes ADAMTS13 vorzugsweise in geschlossener Konformation vorkommt, findet sich bei iTTP-Patienten das Protein in der Regel offen. Die Bindung von ADAMTS13-Antikörpern spielt bei der Änderung der Konformation hier eine wichtige Rolle [Schelpe et al. 2020] (☞ Abb. 4.2). Bislang ist die Diagnostik bezüglich der Konformationsänderung kein Standard. Allerdings bietet diese Information die Möglichkeit, ein beginnendes Rezidiv bei iTTP frühzeitig durch Änderung des Konformationsindexes zu erkennen (☞ Abb. 4.3-4.5) [Roose und Schelpe et al. 2018, Roose und Vidarsson et al. 2018, Roose et al. 2020].

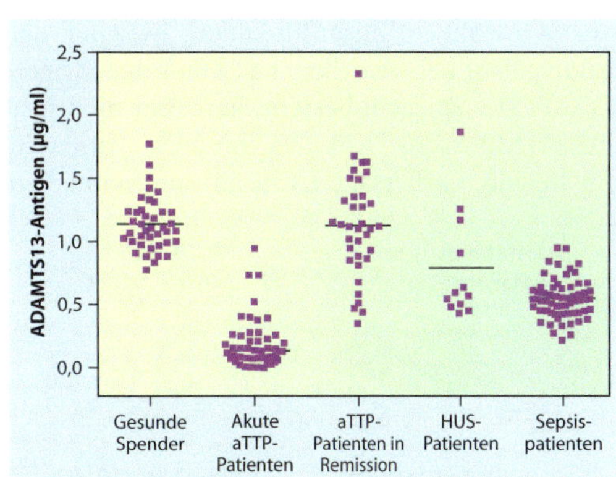

Abb. 4.3: ADAMTS13-Antigen-Spiegel in unterschiedlichen klinischen Konstellationen. Modif. nach Roose 2018.

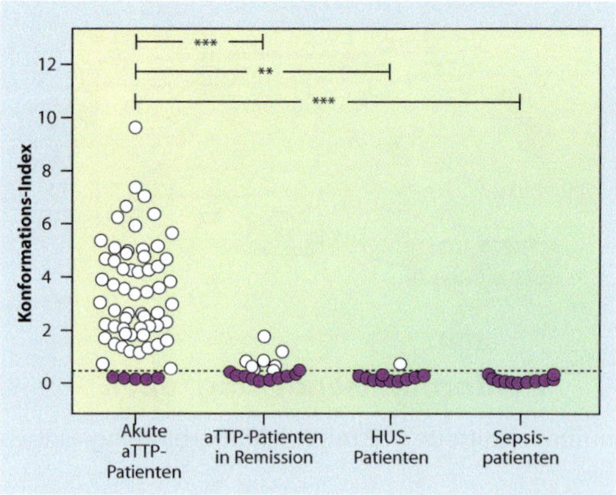

Abb. 4.4: Konformationsindex der ADAMTS13 bei Patienten mit iTTP. Die Konformationsänderung der ADAMTS13 lässt sehr viel eindeutiger eine aktive iTTP von anderen klinischen Situationen mit (leicht) verminderter ADAMTS13 unterscheiden. Modif. nach Roose 2018.

> Die quantitative Bestimmung der vWF-spaltenden Protease ADAMTS13, der ADAMTS13-Aktivität sowie des ADAMTS13-Inhibitors sind zur Differentialdiagnose einer TTP essenziell.

Die Blutentnahme für die ADAMTS13-Diagnostik muss vor einer Transfusion oder einer Plasmatherapie erfolgen, ideal ist eine Abnahme in Citrat-Blut. EDTA-Blut ist zur Bestimmung der erforderlichen Parameter ungeeignet, da EDTA die Protein-Aktivität irreversibel hemmt [Scully et al. 2016]. Verlaufsuntersuchungen der ADAMTS13-Spiegel und der Inhibitor-Titer erlauben ein Monitoring v.a. bezüglich der Effektivität immunsuppressiver Therapie [Jin et al. 2008, Bettoni et al. 2012]. Obwohl ein Zusammenhang zwischen der Rezidivgefahr bei erworbener aTTP und niedrigen ADAMTS13-Spiegeln besteht, kann ein niedriger ADAMTS13-Spiegel im individuellen Patienten kein Rezidiv vorhersagen. Die intraindividuellen Schwankungen der Protease-Spiegel sind sehr stark [Page et al. 2016]. Somit sind neben niedrigen ADAMTS13-Spiegeln zusätzliche Faktoren/Trigger notwendig, um die klinische Manifestation einer TTP auszulösen.

Klinisch präsentieren sich Patienten mit TTP häufig mit unspezifischen Prodromi wie "grippeähnlichen" Symptomen oder Durchfall. Die sehr variable Klinik reicht von allgemeiner Schwäche bis hin zum Schlaganfall oder plötzlichen Herztod. Die ursprünglich als typisch beschriebene Pentade [Amarosi und Ultmann 1966] mit Fieber, neurologischen Störungen, Hämolyse, Thrombopenie und Niereninsuffizienz tritt lediglich im Vollbild auf. Einzelne Komponenten der Pentade sind aber sehr häufig: Allen voran stehen neurologische Symptome wie Kopfschmerzen, Verwirrtheit, neurologische Defizite und Krampfanfälle. Eine schwere Hämolyse und ausgeprägte Thrombopenie mit klinischer Symptomatik treten meist erst nach gewisser Zeit der Erkrankung auf, wenn der Verbrauch von Thrombozyten und die mechanische Hämolyse einen in der Summe großen Gefäßquerschnitt umfasst. Daher kann im Umkehrschluss eine Thrombenbildung an wenigen, für die Organdurchblutung relevanten Gefäßen – zum Beispiel am Stammhirn – zu schweren neurologischen Symptomen ohne Nachweis einer relevanten Thrombopenie oder Hämolyse führen. In solchen Fällen wird die Diagnose einer TTP meist nicht gestellt und einzelne Patienten erleiden oft über Jahre hinweg rezidivierende Insulte, z.B. im Rahmen einer hereditären cTTP, dem sogenannten Upshaw-Schulman-Syndrom.

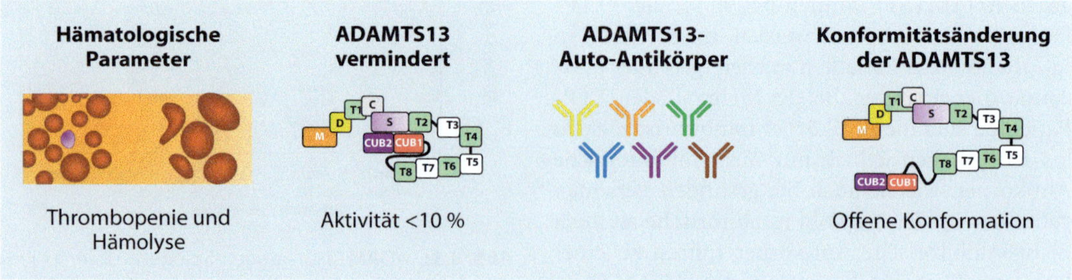

Abb. 4.5: Diagnostische Prinzipien der erworbenen thrombotisch-thrombozytopenischen Purpura (iTTP).

Exon	ADAMTS13-Nukleotid	ADAMTS13-Protein	Referenz-Nummer	Zahl homozygoter Patienten	Residuelle ADAMTS13-Aktivität	Minor-Allel-Frequenz	Anmerkungen
3	c.262G>A	p.V88M	rs281875302	1	ca. 10 %	0,00001	Beschrieben bei europäischen Patienten. Sekretion und Aktivität der Protease vermindert
6	c.577C>T	p.R193W	rs281875287	1	keine Restaktivität <1 %	0,00001	Nur bei japanischen Patienten beschrieben
12	c.1345C>T	p.Q449X	rs121908476	2	keine Restaktivität <1 %	0,00019	Nur bei japanischen Patienten beschrieben
17	c.2074C>T	p.R692C	rs121908475	mehr als 5	keine Restaktivität <1 %	0,00001	Beschrieben in Europa, Nord- und Südamerika, teils mit spanischem Ursprung
24	c.3178C>T	p.R1060W	rs142572218	mehr als 15	5-10 %	Europa 0,00087, Asien 0,00083, Amerika 0,00095, Afrika 0,001, Norwegen 0,03-0,001	Häufigste Mutation in Frankreich, Großbritannien, Europa und Nordamerika, Nachweisbar bei cTTP Patienten mit Erstmanifestation während der Schwangerschaft, drei erwachsene TTP-Patienten mit ADAMTS13 Spiegeln <5 % und ADAMTS13 AK
26	c.3650T>C	p.Ile1217Thr	rs20084 7393	keine bisher	nicht bekannt, da keine homzygoten Patienten bekannt	0,00007	Beschrieben bei asiatischen und amerikanischen Patienten
29	c.4143-4144dupA	p.E1382Rfs*6 ;	rs387906343	>35	keine Restaktivität <1 %	Europäische Populationen 0,00010	Prädominante Mutation in Europa, Skandinavien, Baltikum, Nord-Amerika, Australien, Europa. Atypische, baso-laterlae Sekretion in Ednothelzellen, häufiger bei Blutgruppe B

Tab. 4.1: Übersicht einer Auswahl bisher beschriebener ADAMTS13-Mutationen.

4.3. Kongenitale thrombotisch-thrombozytopenische Purpura (cTTP) – Upshaw-Schulman-Syndrom

Neben der häufigen erworbenen Form gibt es die sehr seltene angeborene TTP [Joly et al. 2017, Lehmberg et al. 2017, Kremer Hovinga und George 2019], das Upshaw-Shulman-Syndrom, mit einer erblichen Defizienz der ADAMTS13. Nur ca. 5 % aller TTP-Erkrankungen sind auf genetische Defekte zurückzuführen. Typisch ist die Konstellation mit niedriger ADAMTS13-Aktivität bei fehlendem ADAMTS13-Inhibitor. Die Erstbeschreibung geht zurück auf Upshaw und Schulman, die in den 1960er und 1970er Jahren über Patienten mit rezidivierenden Episoden einer TMA berichteten, welche nach Plasmainfusionen sistierten [Upshaw 1978, Upshaw et al. 1985]. Ursache ist eine autosomal-rezessive homozygote oder compound-heterozygote Mutation der ADAMTS13 mit verminderten Plasmaspiegeln. Mittlerweile sind mehr als 200 Mutationen bekannt (☞ Tab. 4.1). Die Prävalenz einer cTTP liegt zwischen 0,5 und 2 Fällen pro eine Million Einwohner, wobei einzelne regionale Häufungen – z.B. in Norwegen – mit bis zu 16 pro 1.000.000 Einwohner beschrieben sind. Wegen der unischeren Datenlage selbst in hochentwickelten Ländern scheint die Prävalenz derzeit unterschätzt [Kremer Hovinga und George 2019]. Je nach zugrunde liegender Mutation sind die Patienten bereits im frühen Kindesalter symptomatisch oder erkranken erst in der 3. bis 4. Lebensdekade trotz über Jahre niedriger ADAMTS13-Spiegel [Camilleri et al. 2012]. Als mögliche Trigger kommen Infektionen, Schwangerschaft und Operationen, aber auch Alkoholexzesse in Frage [Shatzel und Taylor 2017].

4.4. Therapie einer TTP

Die rasche Einleitung einer Therapie ist bei einer TTP wichtig, um die teils schwer kranken Patienten vor dauerhaften Schädigungen zu schützen (Therapiealgorithmus ☞ Abb. 4.6).

Plasmatherapie

Die Einführung der Plasma-Austauschtherapie (TPE) hat die Letalität der TTP von über 90 % auf

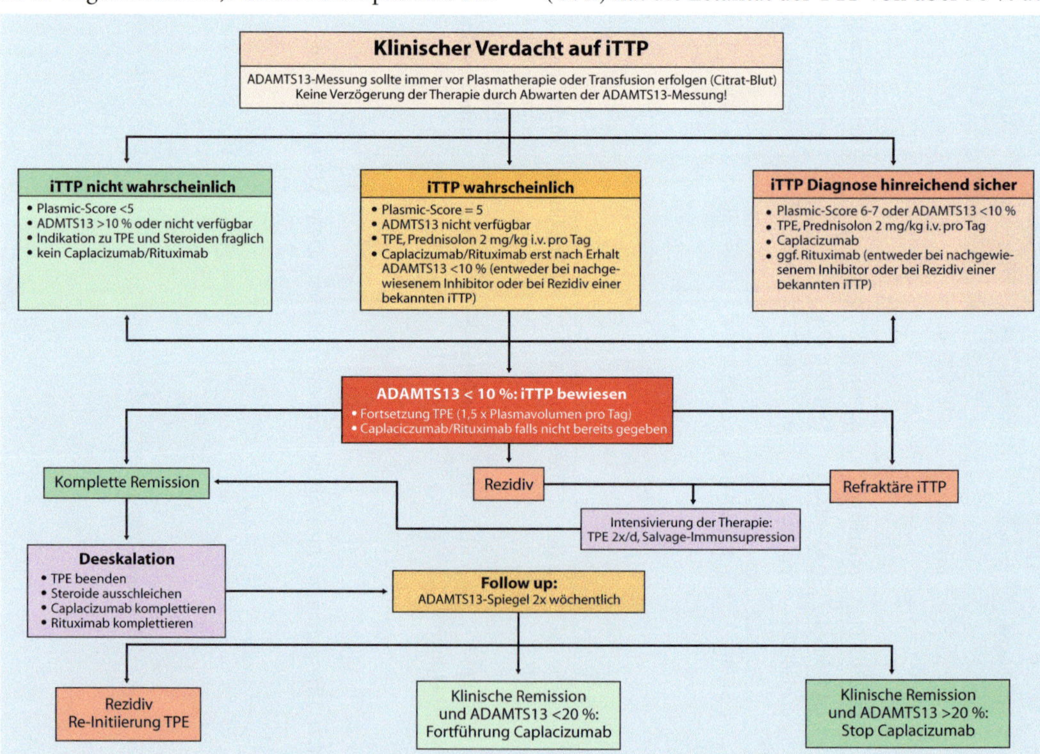

Abb. 4.6: Therapiealgorithmus iTTP. **TPE** = Plasma-Austauschtherapie. Modif. nach www.oncopedia.com.

unter 10 % gesenkt (Rock, Shumak et al. 1991). Um irreversible Organschäden zu vermeiden, ist eine Plasmapherese innerhalb der ersten 24h nach Verdachtsdiagnose notwendig. Der Plasmatausch führt zu einer Erhöhung der ADAMTS13-Aktivität im Blut und soll ADAMTS13 neutralisierende Antikörper eliminieren.

Während dieses Verfahrens wird das 1,5-fache Plasmavolumen entfernt und durch Spenderplasma ersetzt. Durch TPE werden Autoantikörper, UL-VWF MM, Immunkomplexe und Sludge entfernt und im Gegenzug ADAMTS13 sowie vWF mit normaler Multimerenkomposition ersetzt. Die Behandlung muss täglich erfolgen, bis die Thrombozytenzahl, LDH, Hämolyse und Organfunktion normalisiert sind. Bei refraktären Fällen und schwerer Organdysfunktion kann die Behandlungsintensität durch Erhöhen des ausgetauschten Plasmavolumens oder durch zweimal tägliche Therapie erhöht werden. Die typische Therapiedauer liegt zwischen einigen Tagen bis zu mehreren Wochen.

Patienten mit angeborenem ADAMTS13-Mangel sprechen in der Regel schnell auf TPE an, und die Thrombozytenzahl normalisiert sich innerhalb weniger Tage. Patienten mit sekundären TMA-Typen (Transplantations-assoziierte, einige Arzneimittel- oder infektionsinduzierte TMA) sprechen nicht auf TPE an, und die Behandlung sollte nur als symptomatische Maßnahme für Patienten in schlechtem Zustand fortgesetzt werden.

Die Nachteile der TPE sind neben dem technischen und zeitlichen Aufwand (Venenzugang, Apheresemaschine, Personal, Bereitstellung und Auftauen von großen Mengen Spenderplasma) auch die Verträglichkeit (allergische Reaktionen, Citrat-Toxizität, potentielle Infektionsübertragung, Immunogenität). Der klinische Effekt einer TPE setzt nicht unmittelbar, sondern erst nach einer Latenz von einigen Tagen ein.

Wie bei der erworbenen aTTP ist auch bei Patienten mit cTTP (Upshaw-Schulman-Syndrom) eine Plasmatherapie notwendig. Im Falle einer akuten Episode mit Organdysfunktion geschieht dies in Form einer Plasmapherese. Anschließend sind bei einem Teil der Patienten als Erhaltungstherapie Plasmainfusionen in etwa 14-tägigen Abständen notwendig. Die Intensität der Behandlung sollte sich nach dem Grad der klinischen Ausprägung richten. Asymptomatische Patienten ohne Organschäden, fehlenden Zeichen einer Hämolyse und normalen Thrombozytenzahlen können zunächst auch nur beobachtet werden [Matsumoto et al. 2017].

Caplacizumab

Caplacizumab ist ein Wirkstoff aus der Gruppe der Antikörperfragmente. Sein Wirkprinzip basiert auf der Bindung an die A1-Domäne des von-Willebrand-Faktors, wodurch die Interaktion mit Thrombozyten und in der Folge die Thrombozytenadhäsion verhindert wird (von Willebrand-Faktor-Nano-Antikörper). Seit Herbst 2018 steht Caplacizumab zur Behandlung der erworbenen iTTP zur Verfügung. Die Zulassung ist beschränkt auf die Kombination mit Plasmaaustausch und Immunsuppression. Die Anwendung von Caplacizumab verkürzt die Dauer der Thrombozytopenie, vermindert die durchschnittliche Anzahl erforderlichen Plasmaaustausch-Sitzungen (Caplacizumab 5,8 vs. Placebo 9,4), was allerdings mit einem erhöhten Risiko für Blutungen (erworbenes von-Willebrand-Syndrom) und Kopfschmerzen einhergeht [Peyvandi und Callewaert 2016, Peyvandi und Scully et al. 2016, Knöbl 2017, Peyvandi und Scully et al. 2017, Duggan 2018, Knöbl 2018]. Caplacizumab wird in einer Dosis von 10 mg pro Tag s.c. (erste Dosis i.v.) ab Diagnosestellung zusammen mit täglichem Plasmaaustausch verabreicht und nach Beendigung der Plasmabehandlung bis zum Erreichen eines ADAMTS13-Spiegels von >20 % fortgesetzt. Eine Primärbehandlung mit Caplacizumab ohne Plasmaaustausch ist in Einzelfällen an Zentren mit großer Erfahrung eine mögliche Option; insbesondere dann, wenn die Diagnose iTTP sicher ist (ADAMTS13 <10 %, Rezidiv) und ein Plasmatausch kurzfristig nicht zur Verfügung steht.

Rituximab

Rituximab ist ein chimärer monoklonaler anti-CD20-Antikörper, der eine selektive Zelldepletion CD20-positiver B-Zell-Subpopulationen induziert, was in der Folge eine Reduktion der durch B-Zellen produzierten ADAMTS13-Antikörper bewirkt. Die Hinzunahme von Rituximab (*off label*) verkürzt die Dauer bis zum Ansprechen der Plasmaaustausch-Therapie und vermindert das Rezidivrisiko [Scully 2012]. Die Dosis des Rituximab ist Gegenstand aktueller Studien, derzeit üblich ist die Gabe von 375 mg/m² intravenös 1x/Woche für 4 Wochen jeweils nach einer Plasmaaustausch-Sitzung. Eine präemptive Strategie mit Gabe von Rituximab bei niedrigen ADAMTS13-Spiegeln bei iTTP vermag Rezidive zu verhindern, allerdings erfolgt auch diese Behandlung außerhalb der gesetzlichen Zulassung. Eine **Immunsuppression mit Rituximab** ist bei Autoimmun-TTP hoch effektiv (aber ebenfalls außerhalb der Zulassung) und erreicht eine komplette Elimination der Autoantikörper innerhalb weniger Wochen, wobei die Wirkung in der Regel mehr als 2 Jahre anhält. Eine randomisierte klinische Studie (STAR-Studie; NCT00799773) wurde jedoch aufgrund einer niedrigen Rekrutierungsrate abgebrochen. In Anbetracht des hohen Risikos einer dauerhaften Organschädigung bei rezidivierender oder refraktärer TTP müssen die eventuellen Nebenwirkungen von Rituximab gegen die Chance abgewogen werden, eine langanhaltende Remission zu erzielen.

Rekombinantes ADAMTS13

Bislang ist kein Präparat mit rekombinanter ADAMTS 13 (rADAMTS 13) zugelassen. Klinische Studien sprechen jedoch dafür, die Behandlung der kongenitalen TTP (cTTP) basierend auf einer dauerhaften Substitutionsbehandlung durchzuführen. Studien zur Anwendung rADAMTS13 bei der erworbenen TTP (iTTP) sind noch nicht abgeschlossen.

Steroide

Corticosteroide (2 mg/kg Prednison tgl.) werden bei iTTP verwendet, um die weitere Antikörperbildung zu unterdrücken, Akut-Phasen-Reaktionen und den Scherstress zu reduzieren, die endotheliale Funktion zu verbessern sowie Nebenwirkungen des TPE zu reduzieren. Die Kombination von Steroiden und Plasmaaustausch ist Standard zur Behandlung der iTTP.

Supportivtherapie

Die **Transfusion von Erythrozyten** ist notwendig, wenn die Hämolyse zu schwerer Anämie führt, wobei die optimale Transfusionsschwelle jedoch undefiniert ist. **Thrombozytentransfusionen** sind **kontraindiziert**, da sie die Mikrothrombenbildung verstärken. Bei TTP-Patienten ist häufig eine **intensivmedizinische Behandlung** erforderlich, da sich die klinische Situation in kurzer Zeit trotz Therapie akut verschlechtern kann. Eine neurologische Verschlechterung durch zerebrale Ischämie kann eine Sedierung, mechanische Beatmung oder eine antiepileptische Therapie erforderlich machen. Eine kardiale Minderperfusion erfordert eine hämodynamische Überwachung, Kreislaufunterstützung oder koronare Interventionen. Nierenversagen erfordert ein sorgfältiges Flüssigkeits- und Elektrolytmanagement und häufig eine **Nierenersatztherapie.** Während all dieser anspruchsvollen medizinischen Behandlungen müssen TPE und spezifische TTP-Behandlungen fortgesetzt werden, was zu logistischen Herausforderungen führen kann.

Trotz konsequenter Therapie kann es nach initialem Ansprechen einige Tage später zu einer erneuerten Exazerbation der TTP kommen, was auch letal enden kann. Oft ist dies durch eine Infektion (ZVK, Steroide) getriggert, so dass ein mikrobiologisches Monitoring und eine i.v.-Antibiose schon bei geringstem Infektionsverdacht notwendig sind. Unter konventioneller Therapie mit TPE und Steroiden liegt die Mortalität immer noch bei 10-20 %.

Eine **Thromboseprophylaxe** (z.B. mit niedermolekularen Heparinen) ist auch bei niedrigeren Thrombozytenzahlen notwendig [Azoulay et al. 2019].

4.5. Besondere Situationen

Refraktäre iTTP

Liegen trotz Standardtherapie ein persistierende Thrombopenie und/oder ein anhaltender Endorganschaden vor, so besteht der Verdacht auf eine refraktäre TTP. Die sorgfältige differentialdiagnostische Aufarbeitung dieser Situation sollte alternative Ursachen (Infektion/[Katheter]-Sepsis, DIC/Hyperfibrinolyse, Komplementaktivierung) identifizieren. Eine wiederholte Bestimmung der ADAMTS13-Aktivität und ggf. des ADAMTS13-Antikörper-Titers können helfen, die Situation richtig einzuschätzen. Ist keine andere Ursache nachweisbar, ist eine Intensivierung der TTP-Behandlung notwendig. Folgende Optionen sollte je nach klinischem Verlauf eingesetzt werden:

- Intensivierung des Plasmaaustausch auf 2x pro Tag
- Caplacizumab (falls nicht bereits gegeben)

- Intensivierung der Immunsuppression: Rituximab (falls nicht bereits gegeben), Vincristin, Bortezomib, Mycophenolat Mofetil (MMF)
- Ultima ratio: Splenektomie

▶ Andere Immunsuppressiva

Refraktäre oder häufig rezidivierende Patienten erhalten oft eine Drittlinien-Immunsuppression mit Substanzen wie Vincristin, MMF, Cyclophosphamid, Bortezomib oder Bendamustin.

TTP-Rezidive

Bei V.a. ein klinisches Rezidiv der TTP ist ebenfalls ein rascher Therapiebeginn erforderlich, welcher dem Behandlungsgang bei Primärdiagnose folgt (☞ Abb. 4.6). Auch im Rezidiv sollte die Diagnostik identisch ablaufen, um Fehldiagnosen zu vermeiden.

Liegt kein klinisches Rezidiv, sondern nur ein Abfall der ADAMTS13-Aktivität bzw. ein Anstieg des ADAMTS13-Inhibitors vor, so kann die präemptive Gabe von Rituximab (*off-label use*) sinnvoll sein. Daten zum Longitudinalverlauf von ADAMTS13-Spiegeln und ADAMTS13-Inhibitor-Titern unterstützen dieses Vorgehen [Schieppati et al. 2020].

Hämolytisch-urämisches Syndrom (HUS)

5. Hämolytisch-urämisches Syndrom (HUS)

5.1. Definition

Eine thrombotische Mikroangiopathie mit Nierenversagen als führendes Symptom wird als hämolytisch-urämisches Syndrom (HUS) bezeichnet.

Am häufigsten ist das durch einen Infekt induzierte HUS, meist

- nach einer Durchfallerkrankung mit Shigatoxin bildenden *E. coli* (EHEC-HUS oder STEC-HUS) oder
- nach einem respiratorischen Infekt mit *Streptococcus pneumoniae* (SP-HUS)

Bei Kindern sind etwa 80-90 % aller HUS-Fälle EHEC-induziert, nur etwa 5-10 % der Fälle sind einem atypischen HUS (aHUS) zuzurechnen. Ein SP-HUS ist mit weniger als 5 % noch seltener. Für Erwachsene existieren keine exakten Zahlen zur Epidemiologie, allerdings dürfte der Anteil der hereditären HUS-Erkrankungen niedriger als bei Kindern liegen.

In Deutschland gibt es im Gegensatz zu den USA und Frankreich kein flächendeckendes Register für die TMA.

Streng genommen darf der Begriff aHUS nur nach Ausschluss einer Grunderkrankung oder einer Infektion verwendet werden. Der Nachweis einer Komplement-Dysregulation, einer hereditären Gerinnungsanomalie oder einer DGKE-Mutation ist nicht zwingend zur Diagnose eines aHUS erforderlich (☞ Tab. 3.2) [Fakhouri et al. 2017]. Eine Reihe von sekundären HUS-Erkrankungen wie z.B. nach Stammzelltransplantation (TA-TMA), Medikamenten-induziertes HUS, bei Autoimmunerkrankungen, bei Schwangerschaft oder im Rahmen eines Malignoms [Fakhouri et al. 2017] sind nicht immer eindeutig pathophysiologisch zuzuordnen (☞ Tab. 1.1).

5.2. Pathophysiologie

Pathophysiologisch gemein ist allen Formen des HUS eine vor allem das Kapillargebiet der Niere, weniger häufig anderer Organe, betreffende Endothelzellschädigung.

Handelt es sich um einen vorübergehenden Auslöser (Shigatoxin, *Streptococcus pneumoniae*, Medikamente), so kommt es in aller Regel zu einer spontanen Remission unter Supportivtherapie. Liegt allerdings ein genetischer Defekt oder eine erworbene Dysregulation des Komplementsystems oder des Gerinnungssystems vor, kann die TMA auch unter Kontrolle des auslösenden Triggers (Infektion, operativer Eingriff, Medikament) fortbestehen und zu einer nachhaltigen Schädigung betroffener Organe – meist der Niere – führen. Beispiele hierfür sind

- Komplementregulations-Defekte durch Mutationen von Faktor H, C3, MCP, Thrombomodulin oder Autoantikörper gegen Faktor H
- DGKE-Mutationen und
- Cobalamin-Stoffwechseldefekte [Fakhouri et al. 2017]

Unter physiologischen Bedingungen asymptomatische Mutationen der Komplement-Regulationsgene können zur klinischen Manifestation einer TMA bei Auftreten eines Triggers führen (z.B. Malignom, Schwangerschaft, Stammzelltransplantation, Medikamentengabe, Infektion). Jodele und Mitarbeiter haben dies an einem Kollektiv von Kindern nach allogener PBSCT untersucht. Dabei konnten bei einem Teil der Patienten mit Transplantations-assoziierter TMA genetische Veränderungen insbesondere von Faktor H detektiert werden [Jodele et al. 2013]. Ob solche prädisponierenden Veränderungen bei Patienten mit STEC-HUS oder bei HUS nach Exposition gegenüber Calcineurin-Inhibitoren die Prognose verschlechtern ist offen, einzelne Fallberichte existieren bereits [Alberti et al. 2013, Caillaud et al. 2016]. Möglicherweise erklären solche "stummen" genetischen Veränderungen, warum nur ein Teil der mit EHEC infizierten Patienten ein STEC-HUS entwickelt.

Künftig sollte die Bezeichnung der einzelnen aktuell unter dem Begriff aHUS subsummierten Erkrankungen mehr die Pathophysiologie und evtl. zugrunde liegende Erkrankungen berücksichtigen, d.h. es kommen Begriffe wie

- "Komplement-vermitteltes HUS"
- "DKGE-HUS" oder

- "Transplantations-assoziierte TMA"

zur Anwendung.

5.3. Infektions-bedingtes typisches HUS – STEC-HUS, SP-HUS

1955 wurde erstmals der Begriff "Hämolytisch-urämisches Syndrom" von Conrad Gasser – einem Schweizer Pädiater – verwendet [Gasser et al. 1955]. In den 1970er Jahren wurde ein Zusammenhang mit Shigellen-Infektionen vermutet [Rahaman et al. 1974, Koster et al. 1978, Raghupathyet al. 1978, Rahaman und Greenough 1978], eine Assoziation mit *E. coli* O157:H7 (EHEC) mehr als 10 Jahre später belegt. Im Laufe der Jahre wurden weitere auslösende Toxin-bildende *E. coli*-Stämme identifiziert. Ausgehend von einer intestinalen Infektion führt eine Transmission von Shigatoxin durch die Darmwand zur hämatogenen Verteilung des Toxins. Eine Bindung an Endothelzellen der Niere über CD77 (Globotriaosylceramid, Gb3) bewirkt deren Apoptose mit Freisetzung von von-Willebrand-Faktor. Thrombosen der Nierengefäße, in vielen Fällen auch anderer Stromgebiete, führen zu den für eine TMA typischen Endorganschäden. Die Aktivierung des Komplementsystems beim typischen HUS führt zusätzlich zur Zerstörung von Endothelzellen. Ein dialysepflichtiges Nierenversagen ist häufig, ein Teil der Patienten erleidet eine dauerhafte Niereninsuffizienz [Loirat et al. 2016].

HUS-Erkrankungen nach schweren Infektionen mit anderen Erregern wie z.B. *Streptococcus pneumoniae* sind v.a. bei Kindern dokumentiert [Chiu et al. 2017] und werden als SP-HUS bezeichnet. Insgesamt sind diese Fälle jedoch sehr viel seltener als das STEC-HUS [Fakhouri et al. 2017].

5.4. Atypisches hämolytisch-urämisches Syndrom (aHUS) – Komplement-bedingte TMA (cm-TMA)

Ein Teil der Patienten mit HUS hat keine Vorgeschichte einer blutigen Diarrhoe. Zur Diagnose eines aHUS müssen eine Shigatoxin-induzierte TMA (typisches HUS, Shigatoxin-Nachweis in Stuhl oder Blut) sowie eine ADAMTS13 vermittelte TMA (TTP, ADAMTS13-Spiegel <5 %) ausgeschlossen werden (☞ Abb. 5.1).

Pathophysiologisch liegt dem aHUS eine Dysregulation des alternativen Komplement-Weges zugrunde (☞ Abb. 5.2).

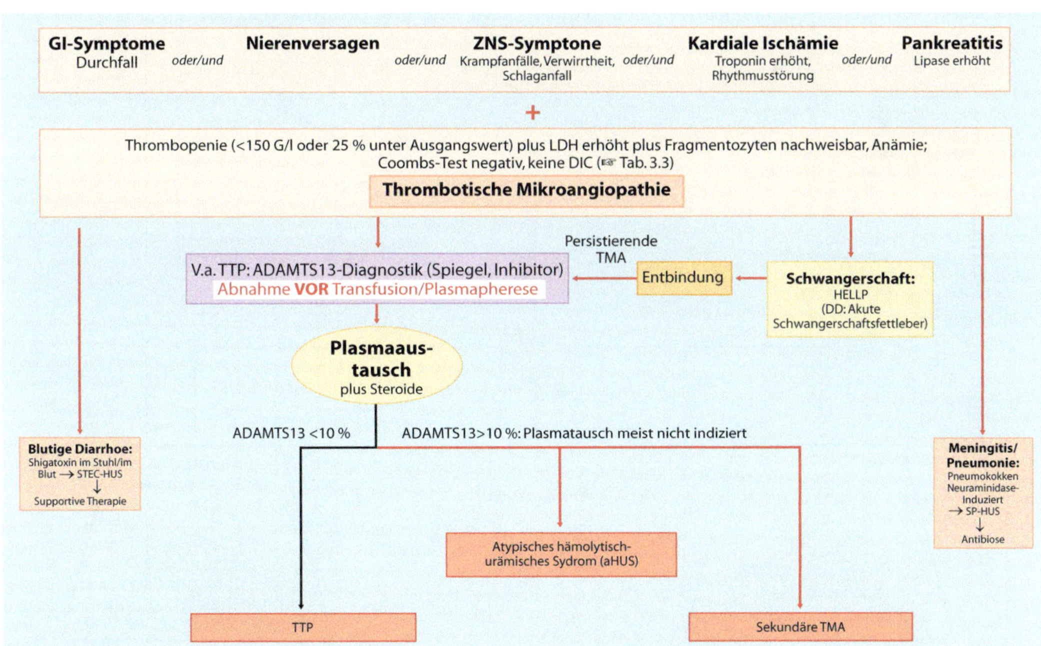

Abb. 5.1: Diagnostischer Algorithmus bei V.a. thrombotische Mikroangiopathie.

Komplementsystem

Das Komplementsystem stellt einen wesentlichen Faktor der körpereigenen Immunabwehr dar. Es besteht aus einer komplexen Kaskade von mehr als 50 verschiedenen Komponenten und Regulatoren, so beispielsweise die Komplementfaktoren C1 bis C9, das sogenannte Mannose-bindende Lektin (MBL) und die an C1 bzw. MBL gebundenen Serinproteasen C1r und C1s bzw. MASP-1 bis 3 (MBL-*associated serine proteases*). Sie sind im Blutplasma gelöst oder liegen zellgebunden vor. Durch die Protease-vermittelte Spaltung der Komplementfaktoren C1 bis C5 und durch Zusammenlagerungen mit den Faktoren C6 bis C9 kann eine Vielzahl an Proteinen und Proteinkomplexen entstehen.

Zu den Hauptaufgaben des Komplementsystems zählen

- die direkte Zerstörung von Zellen und Erregern
- die Opsonierung, also der Vorgang der Markierung von Fremdpartikeln als Vorbedingung zu deren Phagozytose und
- die Aktivierung von Abwehrzellen des Immunsystems

Das Komplementsystems ist permanent aktiv und damit sofort verfügbar, weshalb ihm speziell in der Frühphase einer Infektion, aber auch als Mediatorsystem im Bereich akuter und chronischer Entzündungsreaktionen wichtige Aufgaben zukommen. Allerdings kann es auch stark zellzerstörende Eigenschaften entwickeln und kann bei unregulierter Wirkung im Verlauf vieler Krankheiten wie z.B. einer Glomerulonephritis, des hämolytisch-urämisches Syndroms, beim systemischen Lupus erythematodes oder auch bei Rheumatoider Arthritis für diverse Gewebsschäden verantwortlich sein.

Das Komplementsystem kann durch drei verschiedene Wege aktiviert werden (☞ Abb. 5.2):

- den über Antikörper vermittelten *klassischen Weg*
- den *Lektin-Weg* und
- den spontanen, Antikörper-unabhängigen *alternativen Weg*

Alle drei Wege enden in der Bildung der C3-Konvertase. Die von ihr ausgelöste Spaltungskaskade führt zu einer Reihe von chemotaktischen Vorgängen und schlussendlich zur Lyse der Zielzelle. Verschiedene Spaltprodukte der Komplementfaktoren C1 bis C5, die dabei entstehen, wirken zusätzlich als sogenannte Anaphylatoxine und vermitteln eine Entzündungsreaktion.

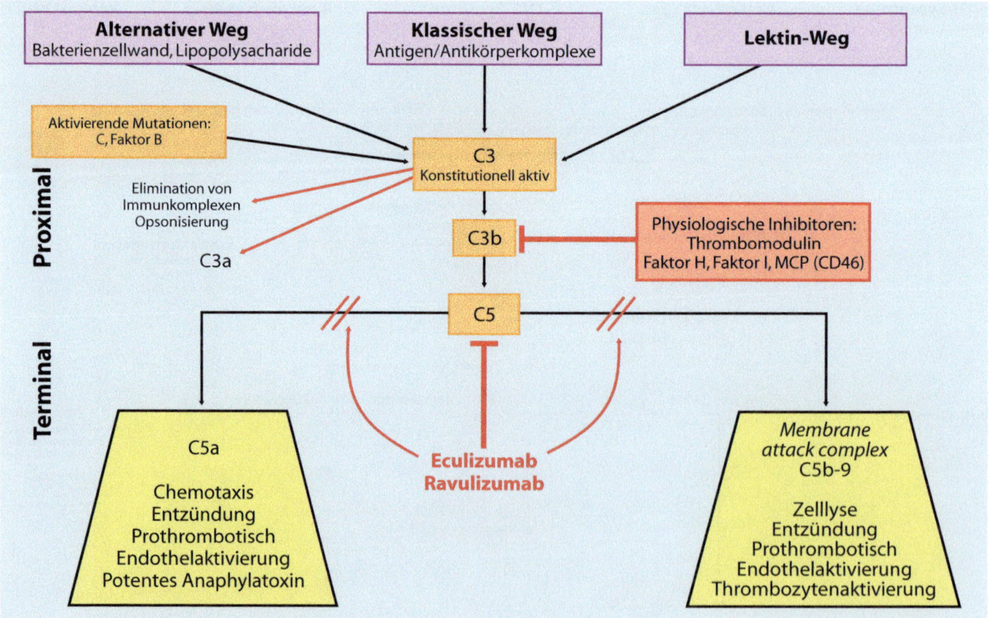

Abb. 5.2: Schematische vereinfachte Darstellung des Komplementsystems.

Angeborene Defekte der Komplementregulation sind häufiger als erworbene Veränderungen. Am häufigsten sind Faktor H-Mutationen, und mittlerweile sind über 80 Mutationen identifiziert. Der überwiegende Teil davon liegt heterozygot vor. Nicht alle Träger der Mutation erkranken, und das Alter bei Erstmanifestation variiert individuell sehr stark. Das Risiko für kardiovaskuläre Ereignisse ist allerdings stark erhöht, Ursache ist mutmaßlich eine chronische Komplementaktivierung mit Ausbildung einer Arteriosklerose [Seifert und Hansson 1989]. Sehr seltene genetische Ursachen betreffen die Stoffwechselwege für Cobalamin und Diacyglycerolkinase Epsilon (DGKE). Die beiden resultierenden Erkrankungen werden hauptsächlich im Kindesalter, meist im ersten Lebensjahr, diagnostiziert [Fakhouri et al. 2017].

Erworbene Formen des aHUS sind sehr selten und beruhen unter anderem auf einem Antikörper gegen Faktor H (6-10 % aller aHUS-Patienten), welcher in aller Regel im Kindesalter oder in der Adoleszenz auftritt. Klinisch treten diese Patienten durch rezidivierende Episoden einer TMA in Erscheinung, bei fehlender spezifischer Therapie kommt es in etwa 25-30 % der Fälle zu einem dauerhaften Nierenversagen [Loirat et al. 2016].

Therapie der Wahl ist die auf eine Elimination des Antikörpers abzielende Immunsuppression in Kombination mit einer Komplement inhibierenden Therapie (☞ Kap. 5.7.).

5.5. Sekundäres hämolytisch-urämisches Syndrom

Neben diesen mittlerweile gut definierten Entitäten gibt es eine Reihe von Krankheitsbildern, die weit weniger eindeutig einzuordnen sind. Diese Erkrankungen werden als sekundäre TMA oder sekundäres HUS bezeichnet. Zugrunde liegen

- Tumorerkrankungen
- Stammzelltransplantation
- Medikamentenanwendung
- Schwangerschaft
- Autoimmunerkrankungen oder
- Nierenerkrankungen

5.5.1. Medikamenten-induziertes HUS – TMA

Erstmals wurde in den 1960er Jahren ein Zusammenhang zwischen der Einnahme von Chinin und dessen Derivaten und dem Auftreten einer Hämolyse dokumentiert. Pathophysiologisch wird eine dosisunabhängige Bildung von Antikörpern gegen Blutplättchen und Endothelzellen vermutet [Grewal 1958, Bennett und Desforges 1967, Kojouri et al. 2001]. Die Prognose des Chinin-induzierten HUS ist ungünstig, eine dauerhafte Niereninsuffizienz ist in ca. 70 % der Patienten dokumentiert [Page et al. 2017]. Auch für Gemcitabin gibt es Hinweise für eine solche immunvermittelte Schädigung.

Ein zweiter, dosisabhängiger Pathomechanismus betrifft die direkte Schädigung von Endothelzellen mit konsekutiver Ausbildung einer TMA. Dieser Mechanismus ist für den überwiegenden Teil der Medikamente beschrieben. Klassische Vertreter sind die Calcineurin-Inhibitoren Cyclosporin A und Tacrolimus [Al-Nouri et al. 2015].

5.5.2. Transplantations-assoziierte TMA (TA-TMA)

Tritt eine TMA nach Stammzelltransplantation auf, so wird sie als Transplantations-assoziierte TMA (TA-TMA) bezeichnet. Pathophysiologisch wird eine Komplementaktivierung vermutet, die Ursachen sind vermutlich Endothelzellschädigungen im Rahmen der Konditionierung, Medikamentennebenwirkungen (Calcineurin-Inhibitoren), chronische *Graft versus Host Disease* (GvHD) und Infektionen. Klinisch ist die Erkrankung ausgesprochen heterogen; neben den hämatologischen Komplikationen treten bei einem Teil der Patienten multiple Endorganschäden mit Beteiligung des ZNS, der Nieren, des Darmes und des Herzens auf. Die Prognose der TA-TMA ist ausgesprochen ungünstig, eine Standardbehandlung ist bislang nicht bekannt. Die Anwendung von Komplement-Inhibitoren muss durch kontrollierte Studien geprüft werden [Bohl et al. 2017].

5.5.3. Schwangerschaft

Eine Thrombopenie in Verbindung mit einer LDH-Erhöhung in der Schwangerschaft wirft den Verdacht einer Schwangerschafts-bedingten Erkrankung – HELLP-Syndrom, akute Schwangerschaftsfettleber, Präeklampsie – oder einer durch Schwangerschaft getriggerten Erkrankung – HUS oder TTP – auf. Ein Ausstrich des peripheren Blutes ist immer erforderlich. Finden sich Fragmentozyten, so spricht vieles für eine Schwangerschafts-getriggerte TMA. Fehlen diese und sprechen andere Befunde für eine Schwangerschafts-bedingte Erkrankung, ist die rasche Schnittentbindung indiziert. Mit der Initiierung einer Plasmapherese sollte bei Nachweis einer TMA nicht bis zum Vorliegen des ADAMTS13-Ergebnisses gewartet werden, die Bestimmung der ADAMTS13 ermöglicht in aller Regel *ex post* eine Unterscheidung zwischen TTP und HUS. Daten aus den Registeranalysen zeigen, dass während der Schwangerschaft eine TTP wahrscheinlicher ist, bei Auftreten der TMA nach der Entbindung ein HUS. Beide Erkrankungen können kongenital vorliegen, und die Schwangerschaft ist dann lediglich der Trigger [Fakhouri 2016, Perez-Calatayud et al. 2016, Scully 2016].

5.5.4. Malignom-assoziierte TMA

Tritt im Rahmen einer (fortgeschrittenen) Tumorerkrankung die Konstellation einer TMA auf, so ist in erster Linie immer an eine medikamentös induzierte TMA (z.B. nach Gabe von Gemcitabin) zu denken. Im Falle ausgedehnter Metastasierung ins Knochenmark und/oder Ausschwemmung von Tumorzellen ins Gefäßsystem kann ein TMA-ähnliches Bild entstehen, häufig mit Hyperfibrinolyse einhergehend. Die Prognose ist ausgesprochen ungünstig, zur Diagnosesicherung kann eine Knochenmarkhistologie beitragen.

5.6. Autoimmunerkrankungen mit TMA oder TMA ähnlichen Krankheitsbildern

Beim Antiphospholipid-Syndrom treten arterielle und venöse Thrombosen bei jungen Patienten (häufig in der Schwangerschaft) auf. Eine verlängerte aPTT und der Nachweis von Antikörpern gegen Phospholipid bindende Proteine sind typisch. Die unkontrollierte Thrombenbildung im Rahmen eines sog. "katastrophalen Antiphospholipid-Syndroms" weist nicht nur Merkmale einer MAHA auf, einige Daten sprechen auch für eine unkontrollierte Aktivierung des klassischen Komplement-Weges mit potentieller Wirksamkeit von Komplement-Inhibitoren [Erkan und Salmon 2016].

5.7. Therapieansätze

5.7.1. Plasmatherapie bei Nicht-TTP-TMA

Die klassische Indikation für einen Plasmaaustausch (TPE) ist die iTTP. Eine Indikation zum TPE außerhalb der Behandlung einer iTTP besteht nur sehr selten. Daher ist die rasche korrekte Klassifiktion einer TMA von herausragender Bedeutung (☞ Tab. 5.1).

5.7.2. Medikamentöse Therapieansätze

Eculizumab

Eculizumab ist ein rekombinanter humanisierter Immunglobulin-G-kappa-Antikörper mit einem Molekulargewicht von 148 kDa.

Eculizumab bindet spezifisch an das Protein C5 des Komplementsystems und blockiert dadurch dessen terminale Aktivierung und die Spaltung in die Fragmente C5a und C5b (☞ Abb. 5.2). In der Folge wird dadurch die Bildung des terminalen Komplement-Komplexes C5b-9 (des sog. Membranangriffs-Komplexes) verhindert, und die Komplement-vermittelte intravasale Hämolyse wird gehemmt.

Der Komplement-Inhibitor Eculizumab (Soliris®) ist bei Erwachsenen, Kindern und Jugendlichen bislang zugelassen für die paroxysmale nächtliche Hämoglobinurie (PNH) und das atypische hämolytisch-urämische Syndrom (aHUS), außerdem bei Erwachsenen mit refraktärer generalisierter Myasthenia gravis bei Acetylcholinrezeptor (AChR)-Antikörper-positiven Patienten sowie bei den sogenannten Neuromyelitis-optica-Spektrum-Erkrankungen (NMOSD), eine Gruppe seltener, chronisch-entzündlicher Autoimmunerkrankungen des zentralen Nervensystems [Fachinformation Soliris®].

Andere Komplement-vermittelte Erkrankungen wie die TA-TMA sind möglicherweise einer Therapie mit Komplement-Inhibitoren zugänglich. Erfolgreich eingesetzt wurde Eculizumab auch bei Patienten, die im Mai 2011 an einem durch Shigatoxin bildende *E. coli* (EHEC-HUS) ausgelösten hämolytisch-urämischen Syndrom erkrankten

Erkrankung	Pathophysiologie	ASFA-Kategorie zur TPE
Shigatoxin-induzierte TMA	Endothelschaden durch Shigatoxin-induzierte Apoptose	• Neurologische Komplikationen: III • Keine neurologischen Komplikationen: IV
Komplement-mediierte TMA	Komplement-induzierter Endothelschaden: • Auto-Antikörper gegen Faktor H • Mutationen von Komplementfaktoren	• Faktor-H-Antikörper: I • Komplement-Mutationen: III • MCP-Mutationen: III
Transplantations-assoziierte TMA (TA-TMA, nach Stammzelltransplantation)	Endothelschaden durch Infektion, Chemotherapie, Radiatio, GvHD. Cave: hereditäre Komplement-Mutationen	III
Medikamenten-induzierte TMA	• ADAMTS13-Antikörper: Ticlopidin • Endothelschädigung: - Gemcitabin - Clopidogrel - Tacrolimus, CSA, Sirolimus - Mitomycin C - Auto-Antikörper Chinin - renale Podozytenschädigung durch Anti-VEGF-Therapie	I IV III III ? IV ?
Malignom-assoziierte TMA	DIC durch *tumor tissue factor*, Cave: hereditäre Komplement-Mutationen	IV
Streptococcus pneumoniae-assoziierte TMA	Komplement-Aktivierung durch Neuraminidase-induzierte Freilegung von endothelialen Proteinen	III
Gerinnungs-assoziierte TMA	Mutationen von DGKE, Plasminogen, Thrombomodulin mit Gerinnungsaktivierung	III
HELLP-Syndrom	Komplement-Mutationen (alternativer Pathway)	• Postpartum: III • Antepartum: IV

Tab. 5.1: Stellenwert des Plasmatauschs bei Nicht-TTP-TMA. Modif. nach Winters 2017. Die ASFA (*American Society for Apheresis*)-Kategorien 2010 von I bis IV stehen für folgende Evidenzen (Szczepiorkowski et al. 2010):
I: Erkrankungen, bei denen die Apherese als Erstlinientherapie entweder als primäre eigenständige Behandlung oder in Verbindung mit anderen Behandlungsmethoden akzeptiert wird.
II: Erkrankungen, bei denen die Apherese als Zweitlinientherapie entweder als eigenständige Behandlung oder in Verbindung mit anderen Behandlungsmethoden akzeptiert wird.
III: Die Rolle der Apheresetherapie als optimale Behandlung ist nicht erwiesen. Individualisierte Entscheidungsfindung.
IV: Hinweise auf Unwirksamkeit oder schädlichen Einfluss der Apherese bei den entsprechenden Erkrankungen.
TTP = thrombotisch-thrombozytopenische Purpura, **TMA** = thrombotische Mikroangiopathie, **CSA** = Cyclosporin A, **DIC** = disseminierte intravasale Gerinnung, **DGKE** = Diacylglycerolkinase epsilon

und die auf Behandlung mit Hämodialyse und Plasmapherese nicht ansprachen.

Paroxysmale nächtliche Hämoglobinurie (PNH)

Die PNH ist eine seltene, erworbene hämatologische Erkrankung mit variabler klinischer Ausprägung. Charakteristisch sind eine intravasale Hämolyse, Thrombophilie mit Neigung zu Thrombosen und eine Zytopenie (mild/subklinisch bis hin zu schwerer Panzytopenie). Ursache ist eine erworbene somatische Mutation im PIG-A-Gen auf Ebene der pluripotenten hämatopoetischen Stammzelle im Knochenmark. In der Folge fehlen sogenannte Komplement-inaktivierende Proteine, insbesondere auf der Oberfläche von Erythrozyten. Eine Komplementaktivierung führt in diesem Fall zu einer Komplement-vermittelten Lyse von Erythrozyten mit

- Hämolyse und Hämoglobinurie
- Schwäche, Fatigue und Belastungsdyspnoe
- Thrombophilie (typische und atypische venöse und arterielle thrombembolische Ereignisse mit zerebralen, koronaren, viszeralen und retinalen Gefäßverschlüssen mit entsprechender Klinik)
- Beeinträchtigung der Nierenfunktion
- pulmonaler Hypertonie (infolge eines erhöhten NO-Verbrauchs)

Der rekombinante humanisierte monoklonale Antikörper **Ravulizumab** wurde in der EU im Juli 2019 zugelassen und gilt als Weiterentwicklung von Eculizumab. Der wohl relevanteste Unterschied in der Anwendung besteht darin, dass es eine mittlere terminale Eliminationshalbwertszeit von fast 50 Tagen aufweist und dadurch nur noch alle acht Wochen verabreicht werden muss im Gegensatz zu Eculizumab alle zwei Wochen. Damit sinkt die Zahl der Infusionen für die betreffenden Patienten auf etwa sechs pro Jahr. Auch hier muss ein konsequenter Schutz vor einer Meningokokken-Infektion gewährleistet sein (☞ unten).

Anwendung

Eculizumab wird durch i.v.-Infusion mehrmals monatlich appliziert und ist als Dauertherapie empfohlen. Die häufigsten Nebenwirkungen sind Kopfschmerzen, Infektionen und Entzündugen im Bereich der Nasen- und Rachen-Schleimhaut, Übelkeit, Fieber, Muskelschmerz, Müdigkeit und Herpes simplex-Infektionen. Bedingt durch den Wirkungsmechanismus von Eculizumab ist die Immunabwehr herabgesetzt, speziell gegenüber Neisseria-Infektionen. Aus diesem Grund wird empfohlen, die Patienten mindestens 2 Wochen vor der ersten Eculizumab-Gabe gegen Meningokokken zu impfen.

Unter Berücksichtigung der hohen Jahrestherapiekosten, der organschützenden und transformativen Wirkung sowie des Nebenwirkungsprofils soll die Anwendung von Eculizumab und Ravulizumab insbesondere hinsichtlich der Behandlungsdauer stets die patientenindividuelle Risikokonstellation im Hinblick auf das Auftreten etwaiger TMA-Rezidive berücksichtigen.

Ähnlich wie bei CML-Patienten unter einer Therapie mit Tyrosinkinase-Inhibitoren werden gegenwärtig auch experimentelle Studien zum Absetzen von Eculizumab nach erfolgter Remission durchgeführt [Fakhouri et al. 2021]. Erste Ergebnisse deuten diesbezüglich auf einen positiven Trend hin.

Literatur

6. Literatur

Al-Nouri ZL, Reese JA, Terrell DR, Vesely SK, George JN. Drug-induced thrombotic microangiopathy: a systematic review of published reports. Blood. 2015;125(4):616-8.

Alberti M, Valoti E, Piras R, Bresin E, Galbusera M, Tripodo C, Thaiss F, Remuzzi G, Noris M. Two patients with history of STEC-HUS, posttransplant recurrence and complement gene mutations. Am J Transplant. 2013;13(8):2201-6.

Amarosi EL, Ultmann JE. Thrombotic thrombozytopenic purpura: Report of 16 cases and review of the literature. Medicine. 1966;45(2):139-160.

Azoulay E, Bauer PR, Mariotte E, Russell L, Knoebl P, Martin-Loeches I, Pène F, Puxty K, Povoa P, Barratt-Due A, Garnacho-Montero J, Wendon J, Munshi L, Benoit D, von Bergwelt-Baildon M, Maggiorini M, Coppo P, Cataland S, Veyradier A, Van de Louw A; Nine-i Investigators. Expert statement on the ICU management of patients with thrombotic thrombocytopenic purpura. Intensive Care Med. 2019;45(11):1518-1539.

Barondess JA. Thrombotic thrombocytopenic purpura; review of the literature and report of three cases. Am J Med. 1952;13(3):294-310.

Bennett JM, Desforges JF. Quinine-induced haemolysis: mechanism of action. Br J Haematol. 1967;13(5):706-712.

Bettoni G, Palla R, Valsecchi C, Consonni D, Lotta LA, Trisolini SM, Mancini I, Musallam KM, Rosendaal FR, Peyvandi F. ADAMTS-13 activity and autoantibodies classes and subclasses as prognostic predictors in acquired thrombotic thrombocytopenic purpura. J Thromb Haemost. 2012;10(8): 1556-65.

Bohl SR, Kuchenbauer F, von Harsdorf S, Kloevekorn N, Schönsteiner SS, Rouhi A, Schwarzwälder P, Döhner H, Bunjes D, Bommer M. Thrombotic Microangiopathy after Allogeneic Stem Cell Transplantation: A Comparison of Eculizumab Therapy and Conventional Therapy. Biol Blood Marrow Transplant. 2017;23(12):2172-2177.

Caillaud C, Zaloszyc A, Licht C, Pichault V, Frémeaux-Bacchi V, Fischbach M. CFH gene mutation in a case of Shiga toxin-associated hemolytic uremic syndrome (STEC-HUS). Pediatr Nephrol. 2016;31(1):157-61.

Camilleri RS, Scully M, Thomas M, Mackie IJ, Liesner R, Chen WJ, Manns K, Machin SJ. A phenotype-enotype correlation of ADAMTS13 mutations in congenital thrombotic thrombocytopenic purpura patients treated in the United Kingdom. J Thromb Haemost. 2012;10(9):1792-801.

Chiu NC, Chi H, Peng CC, Chang HY, Huang DT, Chang L, Lei WT, Lin CY. Retrospective study of prognostic factors in pediatric invasive pneumococcal disease. PeerJ. 2017;5:e2941.

Duggan S. Caplacizumab: First Global Approval. Drugs. 2018;78(15):1639-1642.

Erkan D, Salmon JE. The Role of Complement Inhibition in Thrombotic Angiopathies and Antiphospholipid Syndrome. Turk J Haematol. 2016; 33(1):1-7.

Fachinformation Soliris® (Alexion Europe S)

Fakhouri F. Pregnancy-related thrombotic microangiopathies: Clues from complement biology. Transfus Apher Sci. 2016;54(2):199-202.

Fakhouri F, Zuber J, Frémeaux-Bacchi V, Loirat C. Haemolytic uraemic syndrome. Lancet. 2017; 390 (10095):681-696.

Fakhouri F, Fila M, Hummel A, Ribes D, Sellier-Leclerc AL, Ville S, Pouteil-Noble C, Coindre JP, Le Quintrec M, Rondeau E, Boyer O, Provôt F, Djeddi D, Hanf W, Delmas Y, Louillet F, Lahoche A, Favre G, Châtelet V, Launay EA, Presne C, Zaloszyc A, Caillard S, Bally S, Raimbourg Q, Tricot L, Mousson C, Le Thuaut A, Loirat C, Frémeaux-Bacchi V. Eculizumab discontinuation in children and adults with atypical hemolytic-uremic syndrome: a prospective multicenter study. Blood. 2021; 137(18):2438-2449.

Gasser C, Gautier E, Steck A, Siebenmann Re, Oechslin R. [Hemolytic-uremic syndrome: bilateral necrosis of the renal cortex in acute acquired hemolytic anemia]. Schweiz Med Wochenschr. 1955;85(38-39):905-9.

Grewal RS. The role of quinine in haemolysis. Br J Pharmacol Chemother. 1958;13(2):175-177.

Jin M, Casper TC, Cataland SR, Kennedy MS, Lin S, Li YJ, Wu HM. Relationship between ADAMTS13 activity in clinical remission and the risk of TTP relapse. Br J Haematol. 2008;141(5): 651-8.

Jodele S, Licht C, Goebel J, Dixon BP, Zhang K, Sivakumaran TA, Davies SM, Pluthero FG, Lu L, Laskin BL. Abnormalities in the alternative pathway of complement in children with hematopoietic stem cell transplant-associated thrombotic microangiopathy. Blood. 2013;122(12):2003-7.

Joly BS, Coppo P, Veyradier A. Thrombotic thrombocytopenic purpura. Blood. 2017;129(21): 2836-2846.

Knobl P. New treatment options for thrombotic thrombocytopenic purpura. Hamostaseologie. 2017;37(3):211-215.

Knobl P. Thrombotic thrombocytopenic purpura. Memo. 2018;11(3):220-226.

Kojouri K, Vesely SK, George JN. Quinine-associated thrombotic thrombocytopenic purpura-hemolytic uremic syndrome: frequency, clinical features, and long-term outcomes. Ann Intern Med. 2001;135(12):1047-51.

Koster F, Levin J, Walker L, Tung KS, Gilman RH, Rahaman MM, Majid MA, Islam S, Williams RC Jr. Hemolytic-uremic syndrome after shigellosis. Relation to endotoxemia and circulating immune complexes. N Engl J Med. 1978;298(17): 927-33.

Kremer Hovinga JA, George JN. Hereditary Thrombotic Thrombocytopenic Purpura. N Engl J Med 2019;381(17):1653-1662.

Kremer Hovinga JA, Heeb SR, Skowronska M, Schaller M. Pathophysiology of thrombotic hrombocytopenic purpura and hemolytic uremic syndrome. J Thromb Haemost. 2018;16(4):618-629.

Lehmberg K, Hassenpflug WA, Klaassen I, Hillebrand G, Oyen F, Budde U, Singer D, Schneppenheim R. Inherited Thrombotic Thrombocytopenic Purpura (Upshaw Schulman Syndrome) as Differential Diagnosis to Neonatal Septicaemia with Disseminated Intravascular Coagulation - a Case Series. Z Geburtshilfe Neonatol. 2017;221(1): 39-42.

Loirat C, Fakhouri F, Ariceta G, Besbas N, Bitzan M, Bjerre A, Coppo R, Emma F, Johnson S, Karpman D, Landau D, Langman CB, Lapeyraque AL, Licht C, Nester C, Pecoraro C, Riedl M, van de Kar NC, Van de Walle J, Vivarelli M, Frémeaux-Bacchi V; HUS International. An international consensus approach o the management of atypical hemolytic uremic syndrome in children. Pediatr Nephrol. 2016;31(1):15-39.

Matsumoto M, Fujimura Y, Wada H, Kokame K, Miyakawa Y, Ueda Y, Higasa S, Moriki T, Yagi H, Miyata T, Murata M; For TTP group of Blood Coagulation Abnormalities Research Team, Research on Rare and Intractable Disease supported by Health, Labour, and Welfare Sciences Research Grants. Diagnostic and treatment guidelines for thrombotic thrombocytopenic purpura (TTP) 2017 in Japan. Int J Hematol. 2017;106(1):3-15.

Moschcowitz E. An acute febrile pleiochromic anemia with hyaline thrombosis of the terminal arterioles and capillaries: an undescribed disease. Arch Intern Med. 1925;36(1):89-93.

Moschcowitz E. An acute febrile pleiochromic anemia with hyaline thrombosis of the terminal arterioles and capillaries; an undescribed disease. Am J Med. 1952;13(5):567-569.

Page EE, Kremer Hovinga JA, Terrell DR, Vesely SK, George JN. Clinical importance of ADAMTS13 activity during remission in patients with acquired thrombotic thrombocytopenic purpura. Blood. 2016;128(17):2175-2178.

Pérez-Calatayud ÁA, Briones-Garduño JC, Álvarez-Goris Mdel P, Sánchez Zamora R, Torres Aguilar AA, Mendoza-Mórales RE. [Atipical uremic hemolityc syndrome in pregnancy]. Cir Cir. 2016; 84(4):344-9.

Peyvandi F, Callewaert F. Caplacizumab for Acquired Thrombotic Thrombocytopenic Purpura. N Engl Med. 2016;374(25):2497-2498.

Peyvandi F, Scully M, Kremer Hovinga JA, Cataland S, Knöbl P, Wu H, Artoni A, Westwood JP, Mansouri Taleghani M, Jilma B, Callewaert F, Ulrichts H, Duby C, Tersago D; TITAN Investigators. Caplacizumab for Acquired Thrombotic Thrombocytopenic Purpura. N Engl J Med. 2016;374(6): 511-22.

Peyvandi F, Scully M, Kremer Hovinga JA, Knöbl P, Cataland S, De Beuf K, Callewaert F, De Winter H, Zeldin RK. Caplacizumab reduces the frequency of major thromboembolic events, exacerbations and death in patients with acquired thrombotic thrombocytopenic purpura. J Thromb Haemost. 2017;15(7):1448-1452.

Raghupathy P, Date A, Shastry JC, Sudarsanam A, Jadhav M. Haemolytic-uraemic syndrome complicating shigella dystentery in south Indian children. Br Med J. 1978 Jun 10;1(6126):1518-21.

Rahaman MM, Alam AK, Islam MR. Letter: Leukaemoid reaction, haemolytic anaemia, and hyponatraemia in severe Shigella dysenteriae type-1 infection. Lancet. 1974;1(7864):1004.

Rahaman MM, Greenough WB 3rd. Shigellosis and haemolytic uraemic syndrome. Lancet. 1978; 1(8072):1051.

Rath W, Tsikouras P, Stelzl P. HELLP Syndrome or Acute Fatty Liver of Pregnancy: A Differential Diagnostic Challenge: Common Features and Differences. Geburtshilfe Frauenheilkd. 2020; 80(5): 499-507.

Rock G, Shumak K, Nair R. A study of plasma exchange in TTP. The Canadian Apheresis Study Group. Prog Clin Biol Res. 1990;337:125-127.

Rock GA, Shumak KH, Buskard NA, Blanchette VS, Kelton JG, Nair RC, Spasoff RA. Comparison of plasma exchange with plasma infusion in the treatment of thrombotic thrombocytopenic purpura. Canadian Apheresis Study Group. N Engl J Med. 1991;325(6):393-7.

Roose E, Schelpe AS, Joly BS, Peetermans M, Verhamme P, Voorberg J, Greinacher A, Deckmyn H, De Meyer SF, Coppo P, Veyradier A, Vanhoorelbeke K. An open conformation of ADAMTS-13 is a hallmark of acute acquired thrombotic thrombocytopenic purpura. J Thromb Haemost. 2018; 16 (2):378-388.

Roose E, Schelpe AS, Tellier E, Sinkovits G, Joly BS, Dekimpe C, Kaplanski G, Le Besnerais M, Mancini I, Falter T, Von Auer C, Feys HB, Reti M, Rossmann H, Vandenbulcke A, Pareyn I, Voorberg J, Greinacher A, Benhamou Y, Deckmyn H, Fijnheer R, Prohászka Z, Peyvandi F, Lämmle B, Coppo P, De Meyer SF, Veyradier A, Vanhoorelbeke K. Open ADAMTS13, induced by antibodies, is a biomarker for subclinical immune-mediated thrombotic thrombocytopenic purpura. Blood. 2020; 136(3):353-361.

Roose E, Vidarsson G, Kangro K, Verhagen OJHM, Mancini I, Desender L, Pareyn I, Vandeputte N, Vandenbulcke A, Vendramin C, Schelpe AS, Voorberg J, Azerad MA, Gilardin L, Scully M, Dierickx D, Deckmyn H, De Meyer SF, Peyvandi F, Vanhoorelbeke K. Anti-ADAMTS13 Autoantibodies against Cryptic Epitopes in Immune-Mediated Thrombotic Thrombocytopenic Purpura. Thromb Haemost. 2018;118(10):1729-1742.

Sadler JE. Pathophysiology of thrombotic thrombocytopenic purpura. Blood. 2017;130(10): 1181-1188.

Schelpe AS, Petri A, Roose E, Pareyn I, Deckmyn H, De Meyer SF, Crawley JTB, Vanhoorelbeke K. Antibodies that conformationally activate ADAMTS13 allosterically enhance metalloprotease domain unction. Blood Adv. 2020;4(6):1072-1080.

Schieppati F, Russo L, Marchetti M, Barcella L, Cefis M, Gomez-Rosas P, Caldara G, Carpenedo M, D'Adda M, Rambaldi A, Savignano C, Billio A, Bruno Franco M, Toschi V, Falanga A. Low levels of ADAMTS-13 with high anti-ADAMTS-13 antibodies during remission of immune-mediated thrombotic thrombocytopenic purpura highly predict for disease relapse: A multi-institutional study. Am J Hematol. 2020;95(8):953-959.

Scully M. Rituximab in the treatment of TTP. Hematology. 2012;17 Suppl 1:S22-4.

Scully M. Thrombotic Thrombocytopenic Purpura and Atypical Hemolytic Uremic Syndrome Microangiopathy in Pregnancy. Semin Thromb Hemost. 2016;42(7):774-779.

Scully M, Cataland S, Coppo P, de la Rubia J, Friedman KD, Kremer Hovinga J, Lämmle B, Matsumoto M, Pavenski K, Sadler E, Sarode R, Wu H; International Working Group for Thrombotic Thrombocytopenic Purpura. Consensus on the standardization of terminology in thrombotic thrombocytopenic purpura and related thrombotic microangiopathies. J Thromb Haemost. 2017; 15(2): 312-322.

Seifert PS, Hansson GK. Complement receptors and regulatory proteins in human atherosclerotic esions. Arteriosclerosis. 1989;9(6):802-11.

Shatzel JJ, Taylor JA. Syndromes of Thrombotic Microangiopathy. Med Clin North Am. 2017; 101(2):395-415.

Singer K, Bornstein FP, Wile SA. Thrombotic thrombocytopenic purpura; hemorrhagic diathesis with generalized platelet thromboses. Blood. 1947;2(6):542-554.

Szczepiorkowski ZM, Winters JL, Bandarenko N, Kim HC, Linenberger ML, Marques MB, Sarode R, Schwartz J, Weinstein R, Shaz BH; Apheresis Applications Committee of the American Society for Apheresis. Guidelines on the use of therapeutic apheresis in clinical practice--evidence-based approach from the Apheresis Applications Committee of the American Society for Apheresis. J Clin Apher. 2010;25(3):83-177.

Upshaw JD Jr. Congenital deficiency of a factor in normal plasma that reverses microangiopathic hemolysis and thrombocytopenia. N Engl J Med. 1978;298(24):1350-1352.

Upshaw JD Jr, Reidy TJ, Groshart K. Thrombotic thrombocytopenic purpura in pregnancy: response to plasma manipulations. South Med J. 1985; 78(6):677-680.

Wallace DC, Lovric A, Clubb JS, Carseldine DB. Thrombotic thrombocytopenic purpura in four siblings. Am J Med. 1975;58(5):724-734.

Walter K, Vaughn J, Martin D. Therapeutic dilemma in the management of a patient with the clinical picture of TTP and severe B12 deficiency. BMC Hematol 2015;15:16.

Winters JL. Plasma exchange in thrombotic microangiopathies (TMAs) other than thrombotic thrombocytopenic purpura (TTP). Hematology Am Soc Hematol Educ Program. 2017(1):632-638.

Zheng Y, Chen J, Lopez JA. Flow-driven assembly of VWF fibres and webs in in vitro microvessels. Nat Commun. 2015;6:7858.

Abkürzungs-verzeichnis

7. Abkürzungsverzeichnis

Abkürzung	Bedeutung
ADAMTS13	*A Disintegrin And Metalloprotease with ThromboSpondin repeats* 13 (von-Willebrand-Faktor spaltende Protease)
AFLP	Akute Schwangerschafts-induzierte Fettleber (*acute fatty liver of pregenancy*)
aHUS	Atypisches hämolytisch-urämisches Syndrom
aPTT	Aktivierte partielle Thromboplastinzeit
ATIII	Antithrombin III
aTTP	Erworbene (*acquired*) thrombotisch-thrombozytopenische Purpura
cm-TMA	Komplement-bedingte TMA
cTTP	Angeborene (*congenital*) thrombotisch-thrombozytopenische Purpura
DGKE	Diacylglycerolkinase epsilon
DIC	Disseminierte intravasale Gerinnung
HELLP	*Hemolysis Elevated Liver enzymes Low Platelets* (Variante der Präeklampsie)
HUS	Hämolytisch-urämisches Syndrom
INR	*International Normalized Ratio*
iTTP	Immunvermittelt erworbene thrombotisch-thrombozytopenische Purpura
LDH	Lactatdehydrogenase
MAHA	Mikroangiopathisch-hämolytische Anämie
PBSCT	Periphere Blutstammzell-transplantation
PTT	Partielle Thromboplastinzeit
SP-HUS	*Streptococcus pneumoniae*-assoziiertes HUS
STEC-HUS	Shigatoxin-induziertes HUS
TA-TMA	Transplantations-assoziierte thrombotische Mikroangiopathie
TMA	Thrombotische Mikroangiopathie
TPE	Plasma-Austauschtherapie
TTP	Thrombotisch-thrombozytopenische Purpura
ULvWF	*Ultralarge*-von-Willebrand-Faktor-Multimere
vWF	von-Willebrand-Faktor

Tab. 7.1: Auswahl von im Buch verwendeten Abkürzungen und deren Bedeutung. Weitere Abkürzungen sind in deren direktem Umfeld oder in Abbildungs- und Tabellenlegenden erklärt.

Index